妇科肿瘤就医指南

主 编　张震宇　刘崇东

U0227463

科学技术文献出版社
SCIENTIFIC AND TECHNICAL DOCUMENTATION PRESS
·北京·

图书在版编目（CIP）数据

妇科肿瘤就医指南/张震宇，刘崇东主编 . —北京：科学技术文献出版社，2018.4

ISBN 978 - 7 - 5189 - 4240 - 4

Ⅰ . ①妇… Ⅱ . ①张… ②刘… Ⅲ . ①妇科病—肿瘤—诊疗—指南 Ⅳ . ①R737.3 - 62

中国版本图书馆 CIP 数据核字（2018）第 084296 号

妇科肿瘤就医指南

策划编辑：张 微　　责任编辑：张 微　　责任校对：张吲哚　　责任出版：张志平

出 版 者　科学技术文献出版社
地　　址　北京市复兴路 15 号　邮编　100038
编 务 部　（010）58882938，58882087（传真）
发 行 部　（010）58882868，58882874（传真）
邮 购 部　（010）58882873
官方网址　www. stdp. com. cn
发 行 者　科学技术文献出版社发行　全国各地新华书店经销
印 刷 者　石家庄文义印刷有限公司
版　　次　2018 年 4 月第 1 版　2018 年 4 月第 1 次印刷
开　　本　710 × 1000　1/16
字　　数　184 千
印　　张　10.25
书　　号　ISBN 978 - 7 - 5189 - 4240 - 4
定　　价　48.00 元

《妇科肿瘤就医指南》
编委会

主 编

张震宇 刘崇东

副主编

张志强

编 委

（按姓氏笔画排序）

刘 军 张雪芳 鲁 琦

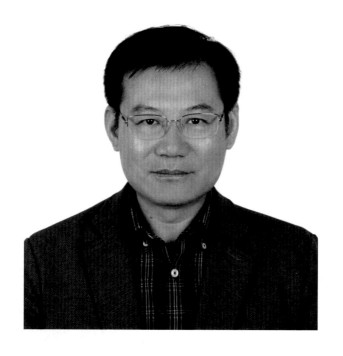

第一主编简介

张震宇，首都医科大学附属北京朝阳医院妇产科主任，博士研究生导师，主任医师。中国医师协会妇产科分会副会长兼总干事、中国医师协会妇产科分会微创专业委员会副主任委员、中华医学会妇产科学会常务委员、中华医学会妇产科分会内镜学组副组长、世界华人医师协会妇产科分会副主任委员、中华医学妇产科杂志副主编、北京医师协会妇产科医师分会副会长、北京医学会妇产科分会副主任委员、北京医学会妇科肿瘤分会副主任委员。于 2001 年首先在国内开展子宫内膜癌腹腔镜下根治术，之后相继开始了卵巢癌分期探查术及二次探查术、宫颈癌广泛性切除手术、外阴癌/阴道癌腹腔镜下全阴道切除、阴道成形术及保留大隐静脉腹股沟淋巴结潜行切除术、保留生育功能的子宫颈根治性切除术与保留膀胱自主神经的宫颈癌根治术等全系列妇科恶性肿瘤内镜微创手术治疗技术。内镜微创手术技术覆盖妇科肿瘤手术治疗的各个领域，在患者生育功能保留、盆底脏器功能保护、性功能保护、下肢功能保护等功能再建性微创手术技术的探索方面走在了国际前列，此类手术设计独特、疗效好、并发症低、患者满意度高，开创恶性肿瘤治疗新纪元。近年完成妇科肿瘤微创手术2000余例，手术成功率99.6%，手术并发症发生率低于开腹手术，宫颈癌、子宫内膜癌、卵巢癌的5年存活率分别为93%、91.8%和86%，居业界领先水平。科研方面，主持承担了国家863、科技部国际合作项目以及国家自然科学基金等多项基金项目。课题涵盖妇科常见三类恶性肿瘤，宫颈癌、子宫内膜癌及输卵管/卵巢癌的发病机制、分子分型、筛查、抗肿瘤免疫机制及免疫预防与治疗研究，是妇科肿瘤学专业技术的延伸与扩展，是妇科肿瘤学专业今后发展方向，是妇科肿瘤学转化研究的基础，也是妇科肿瘤的精准诊断与治疗的基础。获批总科研经费1000多万元，累计发表SCI论文50余篇，影响因子100余分，专利项目5项。同时，连续10年举办了妇科腔镜手拉手培训班，为各级医疗单位培养、输送了大量的优秀临床手术医生。另外，作为中国医师协会秘书长和美国妇科腹腔镜医师协会联合连续举办了三次国际妇产科新进展研讨会，并多次做大会主题发言，为我国腔镜手术技术的广泛传播和传承做出了突出贡献，也大大推动了我国妇科肿瘤学的基础理论研究和临床手术治疗的发展。

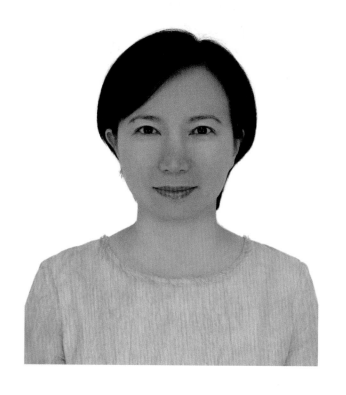

第二主编简介

刘崇东，首都医科大学附属北京朝阳医院妇产科，医学博士，主任医师、教授、硕士生导师。中国医师协会妇产科分会委员，中国医师协会妇产科分会子宫内膜异位症专业委员会委员，中国医师协会妇产科分会微创专业委员会委员、腹腔镜专业组副组长，世界华人医师协会妇产科分会委员，北京医师协会激光分会妇科组副组长，《中国计划生育和妇产科》杂志编委，IJGO 及 JIMG 英文杂志中国版编委，实用妇科内分泌杂志（电子版）编委会委员。中华医学会妇产科分会、中国医师协会妇产科分会、AAGL、FI-

GO、亚太地区腔镜协会会员。曾在瑞典 LUND 大学附属马尔默医院和美国 Rockfeller 大学蛋白质组学中心学习及做研究工作。主持及参加国家级课题 10 余项，发表论文 20 余篇。从事妇产科临床工作 27 年，对妇产科常见病及疑难病尤其对内异症的诊治处理有丰富的临床经验。

序

当"看病难"成为全国人民心中的"痛"的时候,当"看病难"成为我国医疗现状的代名词的时候,作为一名医务工作者,深感责任重大,必须给社会一个力所能及的解决方案。剖析我国的医疗状况,全国的妇产科同仁们虽然在加班加点的工作,但是并没有能够满足人民群众的需求,究其原因与目前我国三级诊疗制度不健全及医生资源信息匮乏更不对等有关。简言之,患者不知道更无从找到适合治疗他的疾病的医生,无奈,只好盲目地涌向大医院;医生并不能对就诊患者进行选择,于是大批学有成就的专家也不得不去应付大量可以在二级医疗机构,甚至初级医疗机构诊治的比较单纯的疾病,而无暇顾及疑难杂症,如此造成医生和患者在资源、时间、经济等方面的多重浪费。"术业有专攻",应该找对的医生治疗他擅长的疾病。为此,我们在全国妇产科学界对杰出的、目前工作在第一线的妇产科"专家"依据个人专业特长进行了梳理,对每一位专家的专业特长进行了较为详尽介绍,相关信息与专家本人、所在医疗机构及中国医师协会妇产科医师分会会员中心进行了核实,以确保信息的准确性和权威性,希望本书的出版可以为妇产科患者寻医问药起到"导航"的作用。依据快捷、节俭的原则，读者在使用本书时，首先要根据疾病寻找到适合治疗此类疾病的医生，再根据地理位置，就近选择专家，选择就诊时间时，注意专家的出诊时间。随着医学技术的发展，本书所介绍的专家及其所擅长的技术难免有挂一漏万之嫌，希望得到您的谅解，更希望您能通过我个人的微信公众号对您的就诊体验和遇到的问题进行反馈，我们一定及时将您的意见转达医生本人或给予您尽可能满意的解决方案，您的反馈对其他患者寻医问药一定具有极为重要的参考意义，您的反馈必将是本书修订再版的重要依据。

2018 年 1 月

前　言

　　近些年来，随着经济的飞速发展，生活压力、环境、食品安全隐患等诸多因素影响着我们的健康。更有健康大数据显示，各种癌症持续高发，且患病年龄趋于年轻化。对于广大妇女来说，除了肺癌、乳腺癌外，便是妇科恶性肿瘤。近年来，宫颈癌的发病率，尤其是年轻妇女的发病率明显增高；子宫内膜癌的发病率也呈上升趋势；卵巢癌则是妇科恶性肿瘤中病死率最高的肿瘤。在此，为了科普妇科肿瘤的基本知识，保障广大妇女的健康，我们特此参阅了许多国内大家的文献资料，来编写此书。

　　本书共分为两篇。上篇为妇科肿瘤科普知识，共四章，主要介绍了宫颈癌前期病变、宫颈癌、子宫内膜癌及卵巢肿瘤。下篇为妇科肿瘤专家介绍，在妇产科学领域中，有着许多优秀的临床医生，这篇主要针对相应的内容，推荐了许多经验丰富的专家，且详细介绍了每位专家的专业特长及出诊时间等，以期为大众在妇科肿瘤方面的知识科普及防病治病做出帮助。

　　本书的主要读者对象为女性大众，可作为科普教材，对妇科肿瘤进行大众普及，期望为妇产科学医疗常识的传播和普及，以及广大妇女防病治病所需献出一份力量。

　　本书编写过程中，得到了多位同道的支持和关怀，在此表示衷心的感谢。我们始终以严谨的态度编写此书，且参阅了许多国内大家的文献资料，但不可避免书中仍有需改正和纠正之处，敬请读者和各位同道指出，不吝赐教。

编　者

2018 年 1 月

目　录

上篇　妇科肿瘤科普知识

下篇　妇科肿瘤专家介绍

上 篇
妇科肿瘤科普知识

第一章　宫颈癌前期病变

第一节　宫颈癌前期病变的基本知识

1. 子宫颈的解剖位置在哪里?

子宫是女性生殖系统的重要器官之一,分为子宫体和子宫颈两部分。子宫颈通常简称为"宫颈",是子宫体向下的延伸,宫颈呈圆柱形,内有梭形的宫颈腔,称为宫颈管,未生育女性宫颈管长度为 2.5～3cm,宫颈管下端为宫颈外口与阴道相通,未生育女性的宫颈外口呈圆形,经阴道分娩的已生育者由于分娩中宫颈裂伤,宫颈外口可见大小不等的横裂。按照与阴道的解剖关系可将宫颈分为两部分,即宫颈阴道上部和宫颈阴道部。宫颈阴道上部位于盆腔内,其范围是从子宫下段到与阴道相接处。宫颈阴道部是宫颈延伸至阴道的部分,在进行妇科检查时,利用阴道扩张器即可直观地看到这部分宫颈,因此宫颈阴道部是宫颈癌筛查时获取检验标本的重要部位。

2. 宫颈的组织结构是什么样的?

宫颈的组织结构具有一定的特殊性,这种特殊性是形成宫颈病变甚至癌变的基础。宫颈上皮通常由三部分组成:宫颈阴道部鳞状上皮、宫颈管柱状上皮和宫颈化生上皮。

宫颈阴道部鳞状上皮顾名思义是由很多不同结构的细胞像鱼鳞样层层覆盖形成,表面较为光滑。这些细胞被分为基底及副基底层、中间层、表层。基底及副基底层细胞是不成熟的储备细胞,可以不断成熟形成中层细胞,进而形成成熟的表层细胞。鳞状上皮的成熟有赖于女性的雌激素水平,正常雌激素水平作用下细胞的成熟过程仅需要 4 天,对于绝经前期及绝经后期的女性由于雌激素缺乏,宫颈上皮主要由不成熟的鳞状细胞组成。鳞状上皮下有很多滋养上皮的红色血管,由于上皮层次多,血管透过上皮后颜色变浅使鳞状上皮表面呈现淡粉色。

宫颈管柱状上皮也称为腺上皮,主要位于宫颈管内,也可以向外延伸暴露于宫颈阴道部。柱状上皮由单层的高柱状细胞组成,有些细胞呈乳头状。相对于鳞状上皮,柱状上皮较薄,其下面的滋养血管透过上皮后颜色仍接近血管的颜色,因此柱状上皮往往呈现红色。柱状上皮细胞可分泌黏液。黏液有润滑作用;还可以形成宫颈黏液栓,阻止来自外界的下生殖道感染通过宫颈进入子宫腔及盆腔;黏液还参与精子的转运。

宫颈化生上皮通常是由宫颈柱状上皮细胞向复层鳞状细胞转化时形成。化生可见于人体的很多器官,如支气管、胃等,是人体的一个生理变化过程。宫颈上皮化生的真正原因还未完全清楚,机械刺激、炎症、阴道酸碱度的变化、性激素水平的变化可能与之相关,因此化生过程是一个动态的过程,在婴幼儿期、青春期、育龄期、妊娠期、哺乳期、绝经期均会产生不同变化。

3. 什么是宫颈转化区?

宫颈管柱状上皮转化成鳞状上皮时会形成一个鳞状上皮－柱状上皮交界线,简称"宫颈鳞柱状交界",后天形成的宫颈鳞柱状交界被称为"新鳞柱交界",而先天形成的宫颈鳞柱状交界被称为"原始鳞柱状交界",原始鳞柱状交界与新鳞柱状交界之间的区域称之为"转化区"。由于化生是一个动态的过程,因此"转化区"也是不断变化的,这种特性使得转化区是一个容易被病毒等致病因素感染的区域,也是容易出现病变甚至癌变的区域。

4. 宫颈的生理功能有哪些?

宫颈是连接子宫腔与阴道的通道,因此是月经血排放的必经之路。性交时精子通过宫颈上行进入子宫腔寻找与卵子汇合的机会。位于宫颈阴道上部的宫颈内口具有一定的承载力,妊娠期可以支撑不断增大的胎儿及其附属物,如果妊娠期宫颈内口松弛,承载力下降则称为宫颈功能不全,增加流产、早产、胎膜早破的风险。在分娩期,产妇的宫颈会变软,宫颈管缩短至消失,宫颈口也由闭合状态慢慢扩张,当宫颈扩张达直径 10cm 时可容妊娠足月的胎头通过完成分娩。此外,由于宫颈易于暴露,是进行宫颈癌筛查获取标本的重要部位,宫颈与子宫腔相通,也是进行子宫腔检查和治疗的重要途径。

5. 什么是宫颈癌?

宫颈癌是指原发于女性宫颈上的癌症。宫颈癌是最常见的妇科恶性肿瘤,全世界最新的统计资料(2012 年)表明宫颈癌发病率和病死率在女性所有恶性肿瘤中均排第 4 位。全球每年宫颈癌的新发病例约为 53 万,近 26.5 万人死于该病,而 90% 的死亡病例发生在发展中国家。我国是宫颈癌的高发国家之一,每年新增宫颈癌病例约为 13.5 万。因此,宫颈癌的防治是非常重要的。宫颈癌的高发年龄为 50 ~ 55 岁,但近年来发病年龄有年轻化的趋势。

6. 宫颈癌有多少种?

宫颈癌有很多种,以宫颈鳞状细胞癌(简称"宫颈鳞癌")最为常见,占宫颈癌的 80% ~ 85%,宫颈鳞癌是宫颈鳞状上皮细胞发生癌变造成。其次为宫颈腺癌,占宫颈癌的 15% ~ 20%,是宫颈柱状上皮细胞(腺细胞)发生癌变造成。此外,还有一些比较少见的宫颈癌类型,如宫颈小细胞癌、宫颈透明细胞癌等。

7. 宫颈癌分几期?

根据病情的严重程度将宫颈癌分为四期(表 1 - 1)。Ⅰ 期和 Ⅱ 期属于早期癌,而 Ⅲ ~ Ⅳ 期为晚期宫颈癌。宫颈癌发现越早,治疗效果越好,生存率越高,Ⅰ 期宫颈癌的 5 年生存率为 84% ~ 100%,Ⅱ 期为 65% ~ 73%,Ⅲ 期为 36%,Ⅳ 期 13%。因此早发现、早诊断、早治疗甚为重要。

表1-1 宫颈癌分期

期别	肿瘤范围
Ⅰ期 　ⅠA期	癌灶局限在宫颈(扩散至宫体被忽略) 显微镜下浸润癌(所有肉眼可见癌灶,即使只有表浅浸润均为ⅠB期)
	ⅠA$_1$:间质浸润深度≤3mm,宽度≤7mm
	ⅠA$_2$:间质浸润深度>3mm、<5mm,宽度≤7mm
ⅠB期	临床可见癌灶局限于宫颈,或镜下病灶范围超出ⅠA期
	ⅠB$_1$:临床可见癌灶最大径线≤4cm
	ⅠB$_2$:临床可见癌灶最大径线>4cm
Ⅱ期 　ⅡA期	癌灶已超出宫颈,但未达骨盆壁或未达阴道下1/3 癌累及阴道上2/3,无明显宫旁浸润
	ⅡA$_1$:临床可见癌灶径线≤4cm
	ⅡA$_2$:临床可见癌灶径线>4cm
ⅡB期	有明显宫旁浸润但未达盆壁
Ⅲ期	癌已扩散到盆壁,在进行直肠指诊时,在肿瘤和盆壁之间无间隙。癌累及阴道下1/3。包括所有肾盂积水或肾无功能的病例,除非有明确的其他致病原因
ⅢA期	累及阴道下1/3,但未扩散到盆壁
ⅢB期	扩散到盆壁,或有肾盂积水或肾无功能
Ⅳ期 　ⅣA期	癌扩散超出真骨盆,或临床浸润膀胱和(或)直肠黏膜 癌扩散至邻近盆腔器官
ⅣB期	癌扩散至远处

8. 宫颈癌是怎样转移的?

宫颈癌可通过3种方式转移:直接蔓延、淋巴转移、血行转移。

(1)直接蔓延:最为常见。宫颈癌向邻近的器官扩散,向下累及阴道,向上累及子宫腔及子宫体,向旁边累及盆腔,向前累及膀胱,向后累及直肠等。

(2)淋巴转移:是宫颈癌局部浸润累及了淋巴管,形成癌栓,癌栓随着淋巴液的流动进行扩散。

(3)血行转移:往往出现在宫颈癌晚期,肿瘤可通过血管中的癌栓转移到身体的远处器官如肝脏、肺、骨骼等。

9. 什么是宫颈癌前期病变?

宫颈上皮细胞在致病因素作用下会出现异常增生和形态的改变,称之为宫颈上皮内瘤变(CIN)。根据病变的严重程度,CIN 被分为三个等级:CIN 1 级、CIN 2 级、CIN 3 级,CIN 级别越高病变越重,如果病情超过了 CIN 3 级是宫颈浸润癌(宫颈癌)。由于 CIN 1 级病情轻且大多数可以逆转为正常,因此也被称为低度上皮内病变(LSIL),不算作宫颈癌前期病变。而 CIN 2 级及 CIN 3 级病情较重且进展为癌变的可能性大大增加,因此 CIN 2 级及 CIN 3 级被称作高度上皮内病变(HSIL),是真正的"宫颈癌前期病变"。

10. 宫颈癌前期病变一定会变成癌吗?

宫颈癌前期病变确实有发展为宫颈癌的风险,但是从癌前期病变发展至宫颈癌是一个缓慢的过程,大多数需要几年,甚至仍然由少数癌前期病变可以逆转为正常(表 1 - 2)。因此,只要在这一阶段及时发现病变并得到合理的治疗,是可以完全阻断癌前期病变向癌变发展的。

表 1 - 2 宫颈癌前期病变的自然转归

CIN	消退	持续存在	进展为 CIN 3	进展为浸润癌
CIN 1	57%	32%	11%	1%
CIN 2	43%	35%	22%	5%
CIN 3	32%	<56%	- -	>12%

第二节　宫颈癌前期病变的病因及危险因素

1. 宫颈癌和宫颈癌前期病变的主要病因是什么?

目前已经明确人乳头瘤病毒(HPV)是宫颈癌的最主要致病原因。几乎所有宫颈癌都是由 HPV 感染所致。在宫颈癌前期病变的女性中 90% ~

100%可以检测到 HPV DNA 阳性。

2. HPV 是什么？主要感染人体哪些部位？

HPV 是一种专门感染上皮细胞的病毒,感染部位包括女性宫颈、阴道、外阴、男性阴茎及外生殖器,此外还包括男女性的肛门及直肠下段、口腔咽喉等部位。

3. HPV 有多少种？

目前已发现的 HPV 种类有 100 余种,按照被发现的先后顺序编号命名。HPV 是个大家族,有几个重要的分支,其中 α 族主要侵犯上皮及黏膜,α 族内包括了引起宫颈病变及癌变的最重要的几种病毒,如 HPV16、18 等。

4. 是否所有的 HPV 都会导致宫颈病变及宫颈癌？

并不是所有 HPV 均可引起癌前病变及宫颈癌。根据病毒对人体的致病性,我们将 HPV 分为两类。

(1)高危型 HPV:目前发现至少有 15 种 HPV 与宫颈癌及癌前期病变密切相关,这些病毒被称之为"高危型 HPV",包括:HPV16、18、31、33、35、39、45、51、52、56、58、59、66、73、82,而其中 HPV16、18 是约 80% 的宫颈癌的致病原因,因此 HPV16、18 是最值得重视的。

(2)低危型 HPV:有些类型的 HPV 引起癌变的风险极低,但常常引起生殖器疣(如尖锐湿疣)造成生殖器官的损害,这部分 HPV 被称为"低危型 HPV",包括:HPV6、11、42、43、44、53、60、70、71 等。

5. HPV 是通过什么途径传染的？

大多数 HPV 感染是通过性交途径传染的。通过阴道性交、肛交、口交,HPV 可从性伴的一方传染到另一方,引起生殖道、肛门直肠下段、口腔、咽喉等接触部位的感染。

HPV 也可以通过其他途径的密切接触形成感染,但较通过性途径传染的概率低得多。

孕妇如果携带 HPV,胎儿经产道分娩时也可以造成新生儿 HPV 感染,但感染的发生率较低。因此,如果不是非常严重的产道 HPV 感染,是不影响孕妇的阴道分娩的,不必因为轻微的 HPV 感染选择剖宫产分娩。

6. HPV 感染是性病吗?

HPV 感染不是我们狭义上理解的性病。

由于 HPV 广泛存在于自然界,因此人群中 HPV 感染是很常见的。尤其在生育年龄的男性和女性中,由于性生活较为活跃,HPV 感染如同生殖道的"流行性病毒感冒"一样常见和普遍,约 80% 女性在一生中的某个阶段都曾经有过 HPV 感染,即使是一对一的性伴之间也存在感染的可能性。当然,多性伴会增加感染的概率和致病的风险。

7. HPV 感染进入人体后会发生什么?

HPV 需要通过人体上皮或黏膜的破口进入上皮的基底部,在性交过程中往往会出现生殖道上皮或黏膜的微小创伤,为病毒进入人体创造了条件。任何体外的细菌或病毒进入人体后,我们身体都会启动免疫反应去识别并清除这些入侵者。当免疫功能足够强大时,这些入侵者会被消灭或被削弱致病力,或由机体产生特异的抗体对抗再感染。当免疫系统不能发现或战胜某些细菌或病毒时,这些外来者会潜伏在人体中、或是形成疾病。HPV 进入人体后同样会发生相应的免疫反应。HPV 与人体免疫系统的对抗会产生 3 种结果。

(1)消退:这是大多数 HPV 感染的结局。在正常免疫状态的人群中,有 70% ~80% 的 HPV 感染会在 6 ~18 个月消退。即使是高危型 HPV 感染也以自然消退为主。因此,HPV 感染如同呼吸系统的感冒一样,大多数可以被我们"扛过去"。

(2)持续存在:有 10% ~20% 的 HPV 感染不能被人体有效清除,我们可以通过一些实验手段检测到病毒的存在,但并没有发现病毒给人体造成损害,人与病毒呈现相安无事的僵持状态,即病毒持续存在。即使这种状态下,仍有

10%左右的病毒感染会继续消退。

（3）进展:只有不到10%的HPV感染持续并最终形成癌前期病变甚至导致宫颈癌。持续性的高危型HPV感染（如HPV16、18）是导致癌前期病变及癌变的最重要原因。

8. HPV是怎么导致病变和癌变发生的?

高危型HPV的持续感染可以导致宫颈癌前期病变及宫颈癌的发生。这是因为首先这些高危型病毒具有免疫逃逸功能,躲过了人体免疫系统的监控,使人体不能清除它们。其次,这些病毒还可以利用人体上皮细胞复制、合成并释放更多的病毒颗粒。最重要的是某些HPV可以整合到人体上皮细胞的基因中,抑制正常细胞的生长周期,使之呈现由病毒基因控制的异常增生。再次,这些病毒还可以抑制人体的某些抑癌基因,最终由失控性增生的异常细胞替代了人体的正常细胞造成病变甚至癌变。

9. 引起宫颈病变的危险因素有哪些?

宫颈病变的危险因素与宫颈癌的危险因素相同,包括以下几方面。

（1）性行为异常:多性伴增加HPV感染概率。性伴有多个性伴,或性伴患有生殖道感染性疾病增加宫颈病变的发生。过早性生活也是危险因素之一。

（2）多产:多次分娩会反复造成宫颈的损伤,从而增减发病风险。

（3）吸烟:已明确吸烟对女性免疫系统会造成影响,从而增加宫颈病变及宫颈癌的发生率。

（4）使用口服避孕药。

（5）任何原因引起的免疫抑制:如患有免疫系统疾病、系统性红斑狼疮等,器官移植后需要服用大量免疫抑制药物的患者,艾滋病患者。

（6）社会经济地位较低,缺乏筛查条件。

（7）居住在某些特定的地区或有种族遗传背景。

第三节 宫颈癌前期病变的症状

宫颈癌前期病变常常无任何症状,容易被忽略,因此定期的妇科检查和宫颈癌筛查非常重要。如果出现症状,常见的有以下几方面。

1. 接触性出血 在性生活后或妇科检查后出现的阴道出血称之为接触性出血。出血量可多可少,可以是白带中带血丝,也可以是新鲜的出血。绝经期的女性也可能出现不规则阴道出血。

2. 阴道排液 有些宫颈病变患者阴道分泌物增多,白带呈水状,或因继发感染而反复出现生殖道炎症。

出现以上症状,需要警惕宫颈病变的发生,及时到医院接受检查。

第四节 宫颈癌前期病变的筛查

1. 为什么要做宫颈癌筛查?

宫颈癌虽然发病率高,病死率高,是最常见的威胁女性健康的恶性肿瘤。但是,由于宫颈癌的主要病因已明确,且宫颈癌从 HPV 感染到形成癌前期病变进而形成宫颈癌是一个漫长的过程,这个过程需要 10 年左右。因此,我们有充分的时间和机会早期发现病变及时阻断癌变进程。宫颈癌筛查是早期发现宫颈病变及癌变的重要手段。在宫颈癌筛查普及的国家和地区,宫颈癌的发病率及病死率已得到有效的控制。有效的筛查不但能降低宫颈癌发病率和病死率,还能够大大降低公共医疗负担。因此,全世界各个国家包括我国都在积极推行宫颈癌的人群筛查工作。

2. 宫颈癌及宫颈癌前期病变有哪些筛查方法?

宫颈癌及其癌前期病变的筛查方法包括:宫颈细胞病理学检查、高危型

HPV 检测、裸眼醋酸试验、裸眼碘试验、荧光检测法等。最经典的也是被证明最有效的筛查方法是宫颈细胞病理学和高危型 HPV 检测。

3. 什么是宫颈防癌刮片？

宫颈防癌刮片是宫颈细胞病理学检查的俗称。早在 20 世纪 40 年代,美国的妇产科医生乔治巴巴尼古拉发表了论著,提出宫颈癌及其癌前期病变患者的宫颈脱落细胞形态与正常女性不同,脱落细胞形态的变化可以反映宫颈病变的程度,因此医生可以通过获取宫颈脱落细胞,经特殊染色、制片、阅片更早地筛查出宫颈癌患者。自从这项筛查方法实施以来,至今全世界的宫颈癌发病率及病死率已经下降了近 70%。为了纪念巴巴尼古拉医生的伟大发现,我们将这种筛查方法称为"巴氏涂片 – Pap smear"或"巴氏检查 – Pap Test"。

4. 怎么做宫颈防癌刮片？

宫颈防癌刮片是一种无创伤性检查,具有方便、快捷、安全、无痛的特点,因此非常适合大规模的人群筛查。

传统的巴氏涂片是医生将木制的刮板放置在宫颈表面及宫颈管内,通过旋转刮板数周即可获得宫颈的脱落细胞,然后将刮板上的脱落细胞涂抹在一张玻璃片上,置入 95% 乙醇中固定细胞后再将玻片转送到病理科,由病理科技术人员手工染色制片,最后由细胞病理学医生阅片,判断是否存在异常细胞。

液基细胞学涂片是 20 世纪 90 年代对传统巴氏涂片的一种改进,这种改进主要包括 3 方面内容:①用毛刷代替刮板可以取到更多量的细胞;②将毛刷上的脱落细胞涮到含有细胞保存液的小瓶子里,这种方法大大降低了传统刮片法造成的细胞丢失,从而降低了漏诊率;③计算机化自动制片。新的制片方法使细胞平铺在玻片上,降低了传统制片时细胞的堆积和重叠,能够有效提高病理医生的阅片效率和准确性。液基细胞学因此也被称作"薄层细胞学检查 – TCT(Thinprep Cytology Test,TCT)"。

5. 做宫颈防癌刮片前需要注意些什么?

由于宫颈刮片的质量取决于宫颈脱落细胞数量,因此应避免造成宫颈脱落细胞损失的行为,包括:①检查前72小时内应避免阴道上药、阴道冲洗、阴道性交;②应避免不必要的阴道检查;③如果近期有宫颈手术史或宫颈侵入性操作史,应待宫颈创伤修复后在进行检查;④应避开月经期;⑤急性阴道炎或宫颈炎也会影响取材,需要治疗炎症后再接受检查。

6. 宫颈细胞学报告包括哪些内容?

宫颈细胞学报告包括哪些内容(表1-3)。

表1-3　宫颈细胞学报告内容

材料和方法
不满意标本
取材和制片方法
传统巴氏涂片取材和制片
液基细胞学取材和制片
染色和封片
传统制片
液基制片
正常细胞
正常鳞状细胞
正常宫颈管腺细胞
正常宫内膜腺细胞
鳞状化生
组织细胞和炎性细胞
良性细胞改变
特异性炎症
滴虫性阴道炎
真菌病:白色念珠菌
细菌性阴道炎
人乳头瘤病毒
放线菌
疱疹
寄生虫

其他非肿瘤性发现
  炎症和修复
  放疗反应
  与宫内避孕器有关的改变
  萎缩
  子宫切除后的腺细胞
  角化不全
  过度角化(黏膜白斑)
  淋巴滤泡性宫颈炎
  其他(40岁以后的宫颈涂片中出现宫内膜细胞)
鳞状细胞异常
  非典型鳞状细胞
    非典型鳞状细胞,意义不明(ASC – US)
    非典型鳞状细胞,不能除外上皮内高度病变(ASC – H)
  鳞状上皮内低度病变(LSIL)
  鳞状上皮内高度病变(HSIL)
  鳞状细胞癌(SCC)
腺细胞异常
  非典型腺细胞,AGC
  原位腺癌,AIS
  浸润性腺癌,ACC
其他恶性病变
  子宫内膜腺癌
  恶性淋巴瘤

7. 如何理解宫颈刮片的异常结果?

宫颈细胞学异常结果的解读及处理(表1 - 4)。

表1 - 4　宫颈细胞学异常结果的解读及处理

异常结果	意义	处理
ASC – US	是最常见的异常结果,大多数由炎症、HPV感染引起,也包括部分正常宫颈阴道上皮的良性修复反应,有极少数的癌前期病变,宫颈癌的发生率极低	可以进行高危型HPV检查,如果阳性,需行阴道镜检查 1年后复查,如果结果仍然异常需行阴道镜检查

异常结果	意义	处理
ASC – H	有宫颈癌前期病变的可能性	需行阴道镜检查及宫颈活检术明确诊断
LSIL	大多数为 HPV 感染,或 CIN 1。但也有12% ～ 17% 癌前期病变的可能性	需行阴道镜检查;必要时行阴道镜指引下的宫颈活检术明确诊断
HSIL	宫颈癌前期病变的可能性很大。还有宫颈浸润癌的可能性	需尽早行阴道镜检查并宫颈活检术明确诊断
SCC	宫颈鳞癌的可能性很大	需即刻行阴道镜检查并宫颈活检术明确诊断
AGC	腺上皮细胞异常,但也可能合并有鳞状上皮异常。可能来自宫颈,也可来自子宫内膜,还可以来自输卵管等部位的异常	除行阴道镜检查外,尚需通过宫颈活检术、诊刮术等一系列检查明确疾病来源和病变程度
AIS	宫颈原位腺癌及宫颈腺癌可能性大。也可来自子宫内膜,还可以来自输卵管等部位的异常	除尽早行阴道镜检查外,尚需通过宫颈活检术、诊刮术等一系列检查排除癌变
ACC	宫颈腺癌可能性非常大。也可来自子宫内膜,还可以来自输卵管等部位的异常	需即刻行阴道镜检查并宫颈活检术、诊刮术等一系列检查明确诊断

需要注意的是,由于细胞病理学受到取材、制片、阅片水平等多重影响,细胞学结果并不是 100% 准确,阴性结果不代表一定没有病变,而异常结果也有过度诊断的可能性。因此,只有连续的定期的筛查才会减少漏诊的机会。

8. 什么是 HPV 检查？HPV 检查方法有哪些？

HPV 检查是通过分子生物学等技术检测 HPV – DNA 的宫颈癌筛查方法。由于宫颈癌及其癌前期病变主要为高危型 HPV 所致,因此,我们更强调高危型 HPV 检测。

HPV 的检测方法有很多种,包括二代杂交捕获(HC2)、聚合酶链式反应(PCR)、导流杂交法、荧光免疫定量法、原位杂交法等。

HPV 检测内容包括:分型检测、联合检测。

9. 如何理解 HPV 检查结果？

HPV 检查结果以阴性和阳性划分。

HPV 阴性：意味着未检测到 HPV，宫颈癌的风险极低。

HPV 阳性：尤其是高危型 HPV 阳性意味着存在 HPV 感染，有病变风险。

由于 HPV 是很常见的生殖道感染，尤其在性活跃阶段的女性感染率很高，HPV 阳性仅仅表明有病毒感染但并不一定有病变存在，因此不必过度恐惧。

10. 妊娠期能做宫颈癌筛查吗？

妊娠期做宫颈癌筛查是安全的。无论是宫颈防癌刮片还是 HPV 检测都是无创的快捷的筛查方法。但由于妊娠期阴道和宫颈生理学和解剖学上的变化，可能在检查过程中会有些不适，或取材中会出现少量出血。如果孕妇既往曾接受过规律的宫颈癌筛查且结果均正常，妊娠期则不必再行筛查。但是，如果孕妇从未接受过宫颈癌筛查，建议在妊娠中期进行筛查，提供一次检出宫颈病变或癌变的机会。

第五节　宫颈癌前期病变的诊断

1. 什么是宫颈癌前期病变的三阶梯诊断程序？

"宫颈癌筛查－阴道镜检查－宫颈活检等组织病理学检查"是宫颈癌及其癌前期病变的诊断程序。宫颈癌筛查异常者需要行阴道镜检查；如果阴道镜检查发现异常时需要在阴道镜指引下取病灶部位的活检；活检组织经切片、染色等一系列技术被制成病理切片以供病理学医生在显微镜下做出诊断。病理诊断被称为"金标准"，是最终的临床诊断。

2. 什么是阴道镜检查？

阴道镜检查是 1925 年德国的海兹曼教授发明的，用来观测宫颈是否存在病变。阴道镜是利用光学或电子的放大镜,在一些化学试剂(即生理盐水、5%醋酸溶液、复方碘溶液)的辅助下观察宫颈及下生殖道不同部位上皮的颜色、血管等变化,从而发现并确定可疑病变的解剖学位置、面积大小与严重程度,并对可疑病变部位取活检,为组织病理学诊断提供依据。

阴道镜检查的最主要目的就是早期检测出宫颈癌前期病变及早期浸润癌,也包括检出下生殖道其他部位,如阴道、外阴、肛门等的癌前期病变。

3. 什么情况下需要做阴道镜检查?

宫颈癌筛查结果异常者均需行阴道镜检查,包括:①宫颈细胞学及(或)高危型 HPV 筛查结果异常;②裸眼醋酸试验(VIA)及(或)裸眼复方碘试验(VILI)结果阳性;③裸眼检查可疑宫颈浸润癌;④本人或性伴患生殖器湿疣者需阴道镜检查除外宫颈病变;⑤宫颈病变、宫颈癌治疗后随访。

4. 阴道镜检查怎么做? 阴道镜检查时一定要做活检吗?

阴道镜检查也是无创的,阴道镜并不需要置入体内,只是在体外利用光源和放大镜进行观察,因此很安全无风险。阴道镜检查步骤如下:①医生用专业的阴道扩张器打开阴道暴露宫颈;②观察阴道分泌物及宫颈、阴道的原始状态;③用生理盐水棉球清洁宫颈及阴道的黏液,观察宫颈上皮有无异常颜色及血管;④用吸附了 5%醋酸溶液的棉球敷在宫颈上至少 1 分钟后取出,以干棉球擦干多余液体后观察施加醋酸后宫颈上皮的颜色变化。这个过程可能有点轻微刺激,但随着醋酸棉球的取出,刺激很快会消失。醋酸的特性是会与宫颈上皮内的角化蛋白形成一过性的凝固反应,在有病变的区域,会出现白色,称为醋酸白反应。正常上皮不出现醋酸白反应,病变越重醋酸白反应越重。有经验的阴道镜医生会根据这种变化判断病变的范围、部位及程度;⑤用吸附了复方碘溶液的棉球涂满宫颈阴道部。正常的成熟的宫颈鳞状上皮富有糖原,与碘结合使这部分上皮呈现棕黑色;柱状上皮不含有糖原,因此不被碘染色仍然呈现红色;不成熟的鳞状上皮或异常的上皮缺乏糖原会形成特殊的颜色变化－芥末黄,病变程度不同这种芥末黄的色调变化也不同。有经验的阴道镜医生会根据这种变化判断病变的范围、部位及程度。

阴道镜检查时不一定都需要做宫颈活检。如果阴道镜检查结果全部正常,则检查结束,可继续观察随访。如果结果异常则需要在阴道镜指引下进行宫颈活检术。

5. 阴道镜检查前需要注意什么?

应避免造成宫颈上皮损伤或影响宫颈上皮颜色变化的一些行为,包括:①检查前 72 小时内应避免阴道上药、阴道冲洗、阴道性交;②应避免不必要的阴道检查;③如果近期有宫颈手术史或宫颈侵入性操作史,应待宫颈创伤修复后再进行检查;④应避开月经期;⑤急性阴道炎或宫颈炎也会影响图像的判断,需要治疗炎症后再接受检查。

6. 妊娠期能做阴道镜检查吗?

妊娠期做阴道镜检查是安全的。妊娠期阴道镜检查的指征与非妊娠期一致,但是,妊娠期阴道镜检查的最主要目的是排除宫颈癌前期病变及宫颈浸润癌。由于妊娠期宫颈上皮血管增生、颜色改变、转化区增大、化生、蜕膜样变、暴露困难、孕妇体位等影响,因此需要有经验的阴道镜医生进行全面评估。

7. 什么是宫颈活检术? 宫颈活检有哪几种?

宫颈活检是指宫颈的活体组织检查,即从宫颈上取一块或几块组织标本做病理检查以明确诊断。宫颈活检是有创伤性的,因此需要掌握指征。

宫颈活检术有 3 种:宫颈点活检、宫颈管搔刮术、宫颈锥切活检。

(1)宫颈点活检:顾名思义,就是用宫颈活检钳在宫颈上将怀疑有病变的部位取下几小块组织,转移到病理科进行诊断。点活检的缺点是在没取活检的部位如果有病灶,可能造成遗漏导致误诊。

(2)宫颈管搔刮术(ECC):是用宫颈管取样器在宫颈管内获取标本进行诊断。ECC 的目的是排除宫颈管内隐藏的病变。

（3）宫颈锥切活检：是切取大块宫颈组织进行病理诊断。这种切除通常是圆圈状切除并要求一定的深度，切下来的标本呈圆锥形或窝窝头形，因此被称为锥切。宫颈锥切相对创伤大，医生一定要掌握切除的指征和适当的范围。

8. 为什么要做宫颈锥切活检？

宫颈锥切活检又称为诊断性锥切术，最主要的目的是排除宫颈早期浸润癌、高等级宫颈癌前期病变、宫颈管内隐藏的病变。相对于宫颈点活检，宫颈锥切活检更全面更不易漏诊严重病变。

9. 宫颈锥切有哪几种？

根据宫颈锥切术的手术方式，可分为：冷刀锥切术（cold knife conization，CKC）、子宫颈电热圈环切术（loop electrical excision procedure，LEEP）、激光锥切术。

（1）冷刀锥切术：是传统的经典的锥切方法，其优点在于可提供原始状态的标本，标本切缘不存在电热灼伤，不影响病理诊断。CKC 的缺点是需要住院、需要麻醉、手术费时。术中术后出血较多、术后创面需要缝合、术后宫颈形成瘢痕，形态失常、宫颈狭窄粘连和宫颈功能不全的发生率均较高。

（2）LEEP：是 20 多年前发明的技术。1989 年 LEEP 被证明能有效治疗 CIN。

LEEP 的原理是通过高频发射器由电极尖端产生高频射频电波，在电极与组织接触后，因组织本身的阻抗吸收电波使组织内的水分子在电波作用下瞬间振荡汽化，引起细胞破裂蒸发，同时细胞内水分蒸发，细胞核蛋白质凝结，毛细淋巴管与小血管收缩，沿着分离组织边缘产生止血与组织封闭的电外科效应，从而实现对组织的切割、电凝、电灼、消融等功能。

LEEP 的优点是可在门诊实施无须住院，手术完成后即可离院。术中采用宫颈局部麻醉，操作简便，手术时间一般 5～10 分钟。手术创面不需要缝合。术后无须休假，安全、疗效好、并发症少。因而 LEEP 成为目前应用最广泛的宫颈锥切方法。其缺点主要为:电热切割效应可能引起组织标本被烧灼碳化,影响病理学诊断。

(3)宫颈激光锥切术:优点操作简便,治疗准确,组织愈合快,并发症少,但设备价格昂贵,同样对标本切缘的灼伤较大影响组织学的诊断。

10. 妊娠期能做宫颈活检吗?

妊娠期除非高度怀疑宫颈癌前期病变或浸润癌,否则可以不做活检。如果确实需要进行活检需由有经验的医师操作。妊娠期宫颈活检还是比较安全的,大出血少见,流产或早产率低,创伤修复较非孕期快。但是,ECC 增加出血、感染、流产及早产等风险,因此,妊娠期禁止 ECC。除非怀疑有浸润癌,否则不做锥切活检。

第六节　宫颈癌前期病变的治疗

1. 宫颈病变的治疗方法有哪些?

宫颈病变治疗方法包括:期待性治疗、破坏性治疗、切除性治疗。

2. 什么是期待性治疗?

期待性治疗主要应用于 LSIL(CIN 1)患者,因其自然消退可能性大,多以保守观察为主,尤其是青春期或年轻女性。但是,期待性治疗还应结合患者的细胞学、病灶范围、随访的顺应性等综合考虑,避免漏诊 HSIL。

3. 什么是宫颈破坏性治疗?

破坏性治疗包括冷冻治疗、激光消融、射频治疗等。破坏性治疗主要应用于 LSIL(CIN 1、HPV)患者,或表浅的局灶的 CIN 2 患者。破坏性治疗的优点是创伤小,简便易行,治疗效果也不错。但破坏性治疗最大的缺点是不能提供组织学标本,造成高等级病变的漏诊,另外对较大范围病变的治疗有效率略低。因此,在破坏性治疗前一定注意排除高度癌前期病变及宫颈浸润癌,以避免漏诊。

4. 宫颈局部切除术有哪些?

宫颈局部切除术包括治疗性锥切、宫颈截除术、根治性宫颈广泛切除术。治疗性锥切术与诊断性锥切方法相同,但目的是彻底切除病变。宫颈截除术及根治性宫颈广泛切除术主要应用于病变范围大,或锥切术后残留,及原位腺癌、宫颈早期浸润癌的患者。

5. 宫颈冷刀锥切与宫颈 LEEP 哪个好?

宫颈冷刀锥切术和宫颈 LEEP 在诊断和治疗宫颈病变中的目的和作用是相同的,只是采用的技术手段不同而已,应用得当同样可以得到满意的效果。选择哪种方式取决于医疗机构拥有的条件设备,以及医生所掌握的技术的水平。

6. 宫颈锥切术后应该注意什么?

通常宫颈锥切术后第 1 周阴道排液。术后第 2 ~ 第 3 周创面坏死、痂膜脱落、小血管开放可出现阴道少量流血。一般术后出血量不会多于月经量,如果与月经重叠,出血可以略超过月经量,此时应减少活动、注意休息。若术后阴道流血超过月经量,经卧床休息无改善,需要到医院就诊,由医生进行检查处理。

术后饮食无须忌口,应遵医嘱用药,预防感染。个别患者在术后 1 周内可出现发热,体温 37.5 ~ 38℃,若仅有发烧不伴其他不适,被称为"术后吸收热",应注意休息、多喝水,无须其他处理,一般 2 ~ 3 天体温恢复正常。

术后 1 个月内禁止性交、运动、健身。应注意避免长时间站立、负重、行走,以免造成宫颈创面大出血、继发感染等。

术后请遵医嘱到院复查,手术医生将根据病理结果安排后续临床处理。

7. 宫颈局部切除术后会有哪些并发症?

宫颈局部切除术后的并发症主要有术后出血、感染、宫颈形态改变、宫颈外口粘连狭窄、宫颈子宫内膜异位症、宫颈功能不全。

(1)出血:宫颈局部切除术后通常会有少量的阴道出血,一般不需要特殊处理,但是严重的出血需行压迫止血或缝合止血。

(2)感染:如术前术后按照医生要求预防性用药,自觉避免感染因素,很少发生感染。

(3)术后宫颈形态改变:宫颈局部切除术后宫颈组织会再生修复并填补创面。部分患者术后宫颈管肉芽组织增生会形成宫颈形态改变,如柱状上皮的外翻、息肉样或蘑菇样增生。随着术后时间的延长,肉芽组织可逐渐发生鳞状上皮化生,一般无须特殊处理,但如果出现反复接触性出血需行进一步诊治。除 LEEP 以外,其他几种宫颈局部切除术因为需要缝合创面,术后的缝线反应会形成宫颈的褶皱或增生。

(4)宫颈外口狭窄和粘连:多见于绝经期患者,生育期患者也有发生但发生率极低。对于育龄期女性宫颈外口狭窄和粘连可导致月经不畅或经血无法排出,可采用手术刀或宫颈扩张器进行分离和扩张,一旦发现应尽早处理,时间过长则分离困难。

(5)宫颈子宫内膜异位症:发生率不高,术后出现反复性交出血或经前经后淋漓出血等症状时需要考虑此病,一旦发现需取活检验证并尽可能去除宫颈子宫内膜异位组织。

(6)宫颈内口功能不全:是宫颈局部切除术后值得重视的并发症,尤其对未育或有再次生育要求的患者。一般宫颈管长度为 2.5~3cm,宫颈内口位于宫颈最上端,距外口约为 3cm,锥切手术切除的深度大多在 2.5cm 以内,极少到达宫颈内口。但是,如果因病变范围过大过深切除了大量宫颈组织尤其是深度达到宫颈内口水平,则术后会出现内口松弛,引起宫颈功能不全增加妊娠期流产、早产、胎膜早破风险。因病灶残留或复发多次行锥切手术者需要警惕这个问题。一旦在妊娠期出现以宫颈功能不全导致的流产征象，需要行宫颈环扎术保胎治疗。

8. 宫颈锥切术对生育有影响吗？宫颈锥切术后能阴道分娩吗？

术后宫颈外口严重狭窄或粘连会影响受孕。如出现宫颈功能不全增加妊娠期流产、早产、胎膜早破、低出生体重儿的风险。因此，对年轻、未生育的宫颈癌前期病变患者，医生会通过把握宫颈锥切术指征，掌控宫颈切除的深度和范围，尽可能减少这些并发症。并不是所有接受宫颈切除性治疗的患者在妊娠期都要行宫颈环扎术，毕竟术后宫颈功能不全的发病率不是太高。宫颈锥切手术史不是剖宫产的手术指征，如果没有其他特殊的病理因素是可以阴道分娩的。

9. 为什么宫颈癌前期病变治疗后需要复查？

宫颈癌前期病变经治疗后仍有复发的机会，在治疗后 2 年内复发的概率最高，在治疗后 20 年内仍有复发的风险。因此，宫颈癌前期病变的患者有必要接受定期的复查和随访，有条件者最好坚持 20 年。部分宫颈癌前期病变患者在接受初次治疗后，病变未切除干净，即有病变残留，残留的病灶仍有继续进展的风险，因此更需要严密随访及时发现病变并予以处理。

第七节　宫颈癌前期病变的预防

1. 宫颈癌及癌前期病变的预防方法有哪些？

对于任何一个疾病来说，预防比治疗更重要。对于宫颈癌及其癌前期病变，预防方法主要包括：避免引起宫颈癌及癌前病变的高危因素，如避免多性伴、避免过早性交、避免多产、戒烟等；接种宫颈癌疫苗；要定期进行筛查，做到早发现、早诊断、早治疗。

2. 什么是宫颈癌疫苗？

宫颈癌疫苗是指 HPV 疫苗。因为宫颈癌的主要病因是高危型 HPV,20 世纪 90 年代国内外开始研制针对高危型 HPV 的疫苗。由于 HPV 是一种致癌性的 DNA 病毒,因此疫苗的研究者通过体外基因重组技术研制了一种仿 HPV 病毒的物质作为疫苗进行人体接种。也就是说与大多数我们接种的其他疫苗不同,HPV 疫苗不是减毒的活疫苗,而是一种不含有致癌性 HPV 基因物质的人工仿制病毒颗粒。

3. 目前有哪些 HPV 疫苗？

自 2006 年以来,目前有 3 种被美国食品与药品管理局(FDA)认证上市的预防性 HPV 疫苗,它们分别是:①二价疫苗 Cervarix:针对 HPV16、18 型。以第 1 针接种时间为第 0 个月,分别在第 0、第 1、第 6 个月接种,共 3 针。目前这种疫苗已在 135 个国家或地区获批。2016 年获我国 FDA 批准,尚未上市;②四价疫苗 Gardasil:针对 HPV16、18、11、16 型。以第 1 针接种时间为第 0 个月,分别在第 0、第 2、第 6 个月接种,共 3 针。目前这种疫苗已在 120 多个国家或地区获批;③九价疫苗 Gardasil9:针对 HPV6、11、16、18、31、33、45、52、58。以第 1 针接种时间为第 0 个月,分别在第 0、第 2、第 6 个月接种,共 3 针。目前这种疫苗已在北美和欧盟部分国家或地区获批。

4. 什么年龄适合接种 HPV 疫苗？

一般认为青春期女性是接种的首选人群,最好在有性生活之前完成接种。美国 FDA 批准的年龄是 9 ~ 26 岁,WHO 建议 11 ~ 12 岁是最佳接种年龄。其他年龄段的女性也可以补种,但效果差一些。目前 HPV 疫苗也推荐用于 9 ~ 26 岁的男性,预防与 HPV 相关的男性良恶性肿瘤,包括肛门癌、阴茎癌、头颈部肿瘤以及生殖器疣等。

5. HPV 疫苗安全吗？

目前的研究数据表明预防性 HPV 疫苗是安全的。绝大部分不良反应轻微，可以迅速缓解，如注射部位的疼痛、头晕乏力、接种部位红肿、瘙痒等。严重的不良反应发生率与未接种 HPV 疫苗的对照组没有统计学差异。

6. HPV 效果如何？

三种 HPV 疫苗对于高危型 HPV 及其相关疾病都有显著预防效果，即对女性宫颈癌前期病变、阴道外阴癌前期病变、生殖器疣、肛门直肠下段病变，口咽癌都有效。

已经感染 HPV 者可以接种 HPV 疫苗，但效果较未感染时接种者效果差些。

7. 妊娠期或哺乳期能接种 HPV 疫苗吗？

不推荐孕期接种 HPV 疫苗，但目前研究证明孕期接种是安全的。如果已经开始接种后发现妊娠，可以推迟后续接种，至产后补种。哺乳期可以接种 HPV 疫苗。

8. 打了 HPV 疫苗还用再做宫颈癌筛查吗？

接种 HPV 疫苗不能代替宫颈癌的筛查，仍需进行规律有效的筛查。这是因为 HPV 疫苗只是针对 HPV16、18 等几种高危型 HPV 导致的癌变或癌前期病变，尽管因病毒的同源性存在交叉免疫，但是，仍然不能覆盖所有类型的 HPV 感染导致的宫颈癌其癌前期病变，所以仍有发生疾病的风险。宫颈癌筛查如 HPV 检测、TCT 等是非常有效的宫颈癌筛查手段，可以及早发现病变并获得后续的诊断治疗，因此目前在宫颈癌防控中具有无可取代的价值。此外，从 2006 年首批预防性 HPV 疫苗上市至今，最长随访时限尚不足 10 年，仍需监测，尤其是以宫颈浸润癌为终点的数据尚不足，因此 HPV 疫苗不能替代宫颈癌筛查。

（刘 军）

第二章　宫颈癌

第一节　宫颈癌的基本知识

1. 什么是宫颈癌?

宫颈癌是发生于子宫颈的恶性肿瘤,是最常见的妇科恶性肿瘤,以鳞状细胞癌为主,病死率为 2.7/100 000 ~ 3.6/100 000。

2. 宫颈癌的发病率怎么样?

宫颈癌在世界各国的地理分布差异很大,不同地区的宫颈癌发病率相差至少 20 倍。总的来说,欧洲、北美洲和中国发病率最低。发展中国家如拉丁美洲、非洲撒哈拉沙漠、亚洲中南部和东南部发病率较高。由于我国宫颈癌筛查工作普遍开展,宫颈癌的发病率和病死率明显下降。但是,目前我国每年仍有新发病例 10 万左右,且部分地区还出现了宫颈癌患病的年轻化趋势。

3. 宫颈癌有哪些类型?

(1)宫颈鳞癌:最为常见,占宫颈癌的 80% ~ 85%。以具有鳞状上皮分化(即角化)、细胞间桥,而无腺体分化或黏液分泌为病理诊断要点。按照组织学分化分为Ⅲ级:Ⅰ级为高分化鳞癌;Ⅱ级为中分化鳞癌(非角化性大细胞型);Ⅲ级为低分化鳞癌(小细胞型)。

(2)宫颈腺癌:占宫颈癌 10% ~ 15%。主要组织学类型有 2 种。①黏液腺癌:最常见,来源于宫颈管柱状黏液细胞,镜下见腺体结构,腺上皮细胞增生呈多层,异型性增生明显,见核分裂象,癌细胞呈乳突状突入腺腔。可分为高、中、低分化腺癌;②恶性腺瘤:又称微偏腺癌,属高分化宫颈管黏膜腺癌。癌性腺体多,大小不一,形态多变,呈点状突起伸入宫颈间质深层,腺上皮细胞无异型性,常有淋巴结转移。

(3)宫颈腺鳞癌:占宫颈癌的3%~5%。是由储备细胞同时向腺癌和鳞状上皮非典型增生鳞癌发展而形成。癌组织中含有腺癌和鳞癌两种成分。

(4)小细胞癌:是一种神经内分泌癌。宫颈神经内分泌中包括形态从分化好的类癌到分化差的像支气管燕麦细胞癌样的小细胞癌。此癌生长快,恶性程度高,预后差。

(5)其他罕见癌:腺样基底细胞癌、腺样囊性癌等。

第二节　宫颈癌的病因及危险因素

1. 哪些人容易患宫颈癌?

(1)高危型人乳头状瘤病毒感染(HPV)持续感染:目前已经明确高危型HPV感染是宫颈癌发生的主要危险因素,主要通过性生活传播。90%以上的宫颈癌患者伴有高危型HPV感染。高危型HPV的终生累积感染率达70%以上,但只有不到10%的妇女发展为宫颈癌或宫颈上皮内瘤样病变。

(2)性行为及分娩次数:多个性伴侣、初次性生活小于16岁、初产年龄小、多孕多产等均与宫颈癌发生密切相关。

(3)其他生物学因素:沙眼衣原体、单纯疱疹病毒Ⅱ型、滴虫等病原体的感染在高危HPV感染导致宫颈癌的发病过程中有协同作用。

(4)其他行为因素:吸烟作为HPV感染的协同因素可以增加宫颈癌的患病风险。另外,营养不良、卫生条件差也可影响疾病的发生。

2. 宫颈癌容易发生在哪个年龄阶段?

宫颈癌的患病年龄跨度较大,15~85岁。浸润性宫颈癌发病高峰年龄为

40~60岁,约占40%,40岁以下患者占26%,60岁以上患者占34%。原位癌发病高峰年龄为30~34岁,较浸润癌早20年或20多年。我国近50年宫颈癌的平均发病年龄逐渐降低,年轻患者宫颈癌(≤35岁)的构成比由3.4%升至24.9%。

第三节　宫颈癌的症状

1. 宫颈癌有哪些症状?

(1)早期无症状:一些早期癌,甚至少数的Ⅱ期以上较为晚期的患者可无症状,仅在普查时才被发现。

(2)阴道出血:早期多为接触性出血,发生在性生活或妇科检查后;后期多为不规则阴道流血。出血量根据病灶大小、侵及间质内血管情况而变化;晚期因侵蚀大血管可引起大出血。也有患者表现为经期延长和经量增多。绝经患者也可表现为不规则阴道出血。

(3)阴道排液:多数为阴道排液增多,可为白色或血性,水样或米泔水状,有腥臭。晚期因癌组织坏死伴感染,可有大量泔水样或脓性恶臭白带。

(4)晚期症状:根据癌灶累及范围,可出现不同的继发症状。临近组织器官或神经受累时,可出现尿频尿急、便秘、下肢肿胀、疼痛等症状;癌肿压迫或累及输尿管时可引起输尿管梗阻、肾积水及尿毒症。

(5)全身衰竭症状:贫血、恶病质等。

2. 宫颈癌与哪些疾病有相似的症状?

(1)宫颈良性病变:临床症状与宫颈癌相似,活检或诊刮标本病理检查才能鉴别。宫颈柱状上皮异位、宫颈息肉、宫颈子宫内膜异位症和宫颈结核性溃疡等。

(2)宫颈良性肿瘤:宫颈黏膜下肌瘤、宫颈管肌瘤、宫颈乳头瘤等。

（3）宫颈恶性肿瘤：原发性恶性黑色素瘤、肉瘤及淋巴瘤、转移性癌（以子宫内膜癌、阴道癌多见）等。

第四节　宫颈癌的诊断

1. 如何诊断宫颈癌？

（1）宫颈刮片细胞学检查：用于宫颈癌筛查的主要方法，应于宫颈移行带区取材，行染色和镜检。临床宫颈细胞学诊断的报告方式有两种，传统使用巴氏五级分类法，近年来采用 TBS（the bethesda system）系统来描述细胞病理学诊断。巴氏Ⅲ级及以上、TBS 分类中有上皮细胞异常时，均应重复刮片检查并行阴道镜下宫颈活组织检查。

（2）碘试验：正常宫颈阴道部鳞状上皮内含丰富糖原，碘溶液涂染后呈棕色或深褐色，不能染色区说明该处上皮缺乏糖原，可为炎性或有其他病变区。在碘部染色区取材行活检，可提高诊断率。

（3）阴道镜检查：宫颈刮片细胞学检查巴氏Ⅲ级及Ⅲ级以上、TBS 分类为鳞状上皮内瘤变，均应在阴道镜观察下选择可疑癌变区行宫颈活组织检查。

（4）宫颈和宫颈管活组织检查：为确诊宫颈癌及宫颈癌前病变的可靠依据。所取组织应包括间质及邻近正常组织。宫颈刮片阳性，但宫颈光滑或宫颈活检阴性，应用小刮匙搔刮宫颈管，刮出物送病理检查。

（5）宫颈锥切术：适用于宫颈刮片检查多次阳性而宫颈活检阴性者；或宫颈活检为宫颈上皮内瘤变需排除浸润癌者。可采用冷刀切除、环形电切除或冷凝电刀切除。

2. 宫颈癌如何评估和分期？

宫颈癌评估和分期的主要程序包括以下几方面。

（1）完整的体格检查。

（2）阴道镜指导下活检伴宫颈管诊刮。

（3）如有指征行宫颈锥切。

（4）放射学检查:胸部X线、静脉肾盂造影、钡剂灌肠(如有临床指征)、骨骼X线(如有临床指征)。

（5）如有需要行膀胱镜、腹腔镜和直肠镜检查。

（6）CT和(或)MRI和(或)PET检查可以了解淋巴结和全身扩散情况。

依据以上检查结果确定临床分期,临床分期见宫颈癌前期病变。

3. 宫颈癌合并妊娠如何诊断?

宫颈癌合并妊娠临床表现为妊娠期阴道流血。在排除产科因素后,妇科检查对可疑宫颈病变进行宫颈刮片、阴道镜检查,必要时阴道镜指导下行宫颈组织活检明确诊断。诊断时应注意以下几方面。

（1）妊娠时宫颈鳞－柱交接部受雌激素影响外移,基底细胞增生活跃,可出现类似原位癌病变。产后6周可恢复正常,不需处理。

（2）宫颈上皮基底细胞增生活跃,其脱离细胞可有核增大、深染等表现,容易导致细胞学检查误诊。

第五节　宫颈癌的治疗

1. 宫颈癌治疗原则是什么?

宫颈癌总的治疗原则应根据临床分期、患者年龄、全身情况结合医院医疗技术水平综合考虑。主要治疗方法为手术、放疗及化疗,亦可根据具体情况配合应用。

2. 哪些宫颈癌患者适合手术治疗?

手术治疗主要用于ⅠA～ⅡA期的早期患者。

（1）ⅠA$_1$期：选用全子宫切除术；对要求保留生育功能者可行宫颈锥形切除术。

（2）ⅠA$_2$～ⅡA期：选用广泛子宫切除术及盆腔淋巴结清扫术，年轻患者卵巢正常者可予保留。术中冰冻切片检查髂总淋巴结有癌转移者，应做腹主动脉旁淋巴清扫或取样，进一步明确病变累及范围，选用术后治疗。

3. 哪些宫颈癌患者适合单纯放射治疗？

单纯放射治疗适用于ⅡB晚期、Ⅲ期、Ⅳ期患者，或合并严重内外科疾病无法手术患者。

4. 宫颈癌的放射治疗是怎样的？

宫颈癌的放射治疗包括腔内照射及体外照射。腔内照射采用后装治疗机，放射源为^{137}铯、^{192}铱等；体外照射多用直线加速器等。腔内照射用以控制局部原发病灶；腔外照射以治疗宫颈旁及盆腔淋巴结转移灶。早期患者以局部腔内照射为主，体外照射为辅；晚期则体外照射为主，腔内为辅。

5. 宫颈癌哪些情况需要化疗？

（1）宫颈癌灶 >4cm 的手术前化疗，目的是使肿瘤缩小，便于手术切除。

（2）与放疗同步，增敏作用，可明显改善生存期，降低复发危险。

（3）不能耐受放疗的晚期或复发转移的患者姑息治疗。

6. 宫颈癌的化疗是怎样的？

宫颈癌的化疗以铂类为基础，常用的一线抗癌药物有顺铂、卡铂、博来霉素、丝裂霉素、异环磷酰胺、氟尿嘧啶等。鳞癌常用联合化疗方案有 BVP（顺铂＋长春新碱＋博来霉素），BIP（顺铂＋异环磷酰胺＋博来霉素）。腺癌则多用顺铂、异环磷酰胺＋丝裂霉素或氟尿嘧啶。用药途径采用静脉或动脉灌注化疗。

7. 哪些宫颈癌患者需要术后辅助治疗？

术后辅助治疗的目的是消灭残存的肿瘤和亚临床病灶，对于局部复发危险性高或淋巴结有转移的患者能提高疗效，改善生存率。早期宫颈癌伴有预后不良因素者，如局部肿瘤体积大（直径≥4cm）；宫颈间质浸润达肌层外 1/3；盆腔或腹主动脉旁淋巴结转移；手术切缘阳性；宫旁浸润；病理分级为Ⅲ级；淋巴血管间隙受侵、特殊病理类型（腺癌、透明细胞癌、小细胞癌等）。

8. 宫颈癌的预后怎样？

所有期别患者的总体 5 年生存率为 55%，Ⅰ期为 85%，Ⅱ期为 60%，Ⅲ期为 30%，Ⅳ期为 10%。预后与临床期别、病理类型及治疗方法相关。晚期患者死亡的主要原因为尿毒症、出血、感染及全身恶病质。

9. 宫颈癌的预后与哪些因素相关？

（1）淋巴结转移的有无和数量。

（2）肿瘤大小（如桶状宫颈，肿瘤 >4cm）。

（3）间质浸润的深度。

（4）淋巴血管间隙浸润。

（5）手术切缘阳性/宫旁浸润。

（6）肿瘤的组织学类型。宫颈腺癌早期易有淋巴转移，预后差。

10. 哪些早期宫颈癌患者可保留生育功能？

年轻、有生育要求、中低危患者，主要指征有以下几方面。

（1）强烈希望保留生育能力。

（2）FIGO 分期 $IA_2 \sim IB_1$ 期。

（3）肿瘤直径 <2cm。

（4）无明显宫旁或宫体旁扩散。

（5）仅限于宫颈外口，未达颈管上方及未累及内口。

（6）谨慎选择宫颈腺癌。

11. 根治性子宫颈切除术术前需要评估哪些内容？

（1）复核及分析病理切片，明确浸润深度、宽度、组织细胞类型及分化程度。

（2）必要时行 CT 或 MRI 估计宫颈管长度,确定宫颈内口至病变的距离,除外宫旁、宫体浸润或扩散,以及淋巴结转移。

（3）手术前,麻醉下再次进行认真查体和三合诊,进行临床分期核对,了解阴道宽度和暴露情况,为手术提供依据。

12. 根治性子宫颈切除术的手术步骤是什么?

（1）腹腔镜下盆腔淋巴结切除,并做第 1 次冰冻病理检查,若淋巴结阴性,继续完成以下手术。

（2）根治性子宫颈切除,切除标本或从残余宫颈上取组织,第 2 次冰冻病理检查,切缘阴性表明范围足够。

（3）子宫颈内口环扎,预防宫颈过短或内口松弛造成功能不全而导致晚期流产或早产。

（4）缝接残余宫颈和阴道黏膜形成新的宫颈,完成整个手术。

13. 宫颈癌手术后主要的并发症有哪些?

（1）泌尿系统并发症:术中如果伤及盆腔血运及自主神经纤维,术后可出现不同程度的膀胱逼尿肌功能性障碍,出现排尿困难、尿潴留,继发感染;术中血运受损、缺血性坏死可导致输尿管瘘;输尿管阴道瘘及膀胱阴道瘘多发现于术后 7 ~ 14 天。

（2）淋巴囊肿:盆腔积液引流不畅可形成腹膜后淋巴囊肿。发生率为2% ~ 20% 。一般于数月后出现症状,下腹不适感,同侧下肢水肿及腰腿疼痛,还可继发感染。

（3）出血:术后 1 周出现大量出血多为止血不彻底、继发感染导致。

（4）静脉栓塞:手术时间长、下肢静脉长时间阻滞、手术中静脉壁创伤等均可导致下肢静脉血栓形成。

14. 根治性宫颈切除术后的宫颈癌复发的高危因素有哪些?

(1)肿瘤大小,所有复发者原宫颈癌瘤均大于2cm,所以强调小于2cm是适应证。

(2)腺癌,占相当比率,特别是颈管腺癌难以估计其浸润高度,如距离颈管口很近,则给手术造成困难,要么切除不够,要么残留宫颈过小,结果都不好。

(3)切缘距离癌灶太近(小于5mm),故有的作者提出这个距离应该在8~10mm更安全。

(4)淋巴管、血管间隙或腺管侵犯转移。

15. 根治性宫颈切除的妊娠结局怎样?

综合一些报道,妊娠结局中仍有相当的废胎率。首先宫颈薄弱短小是流产、早产的主要原因。其次是胎膜早破或并发绒毛膜炎。因此,是否于妊娠14周封闭宫颈或再次环扎,以及积极预防感染均是可考虑的对策,但均缺乏经验和循环研究。

16. 什么是早期宫颈癌的综合治疗?

早期宫颈癌主要指临床分期为Ⅰ~ⅡA期的宫颈癌。其中ⅠA和ⅠB$_1$期的治疗原则在国际上已经形成统一意见,认为手术和放疗具有基本相同的疗效,但多采用手术治疗。对于年老体弱或有手术禁忌证的患者可采用放射治疗,总的5年生存率可达90%。但是ⅠB$_2$期和ⅡA期患者,尤其是存在局部肿瘤大于4cm、淋巴结转移等不良预后因素的患者,其放疗或手术复发或转移的概率明显升高,联合应用化疗、放疗和手术综合治疗是近来探讨的方向。

17. 什么是新辅助化疗?

新辅助化疗是指患者在手术或放疗前行2~3个疗程的化疗,其目的在于缩小肿瘤体积,提高手术切除率或放疗的治愈率,在乳腺癌、肺癌、结肠癌等治疗中取得了良好效果。它在宫颈癌治疗中的作用已经初步得到肯定。以顺铂为基础的联合方案在Ⅱ期和Ⅲ期临床试验中取得了比较满意的药物总反应率。给药途径除了静脉给药外,还可以介入化疗或动脉灌注。

18. 什么是中晚期宫颈癌的综合治疗?

中晚期宫颈癌是指 FIGO 分期中的ⅡB～Ⅳ期,其综合治疗包括放疗与化疗、放疗与热疗等。中晚期宫颈癌公认的传统治疗方式是放疗。然而,近年来临床研究表明,以顺铂为基础的同步放化疗改善了患者生存率,使各期相对死亡危险率降低了30%～50%。

19. 宫颈癌合并妊娠的治疗方式是什么?

应根据宫颈癌的期别及妊娠时限采用手术或放射治疗。原则上仍为早期宫颈癌选用手术治疗,中晚期采用放疗。妊娠早、中期以及时治疗母体癌肿为主,而妊娠 24 周后可延缓治疗,予妊娠 32～34 周行剖宫产后,再治疗宫颈癌。一般认为妊娠 20 周以后诊断的ⅠA 或ⅠB 期小病灶者,若迫切要求继续妊娠,可延缓到胎儿成熟。分娩方式以剖宫产为宜。剖宫产同时或产后根据患者病情行全子宫切除或广泛性子宫切除术。

20. 宫颈癌患者怎样随访?

宫颈癌治疗后的复发 50% 发生在 1 年内,75%～80% 在 2 年内;复发部位盆腔内局部复发占 70%,远处为 30%。因此,治疗后 2 年内应每 3 个月复查 1 次;3～5 年每 6 个月 1 次;第 6 年开始每年复查 1 次。随访内容包括盆腔检查、阴道涂片细胞学检查、胸片及血常规等。

第六节　宫颈癌的预防

如何预防宫颈癌?

1. 普及防癌知识,开展性卫生教育,提倡晚婚少育。

2. 注意及重视高危因素及高危人群,有异常症状者及时就诊。

3. 积极治疗宫颈疾病及性传播疾病;早期发现及诊治 CIN 患者,阻断浸润性宫颈癌发生。

4. 开展宫颈癌普查普治,早期发现、早期诊断和早期治疗。30 岁以上女性初诊均应常规做宫颈刮片检测和 HPV 检测。

5. 大力推广 HPV 疫苗进行 HPV 感染和癌前病变的预防。

（张雪芳　张震宇）

第三章　子宫内膜癌

第一节　子宫内膜癌的基本知识

1. 什么是子宫内膜癌?

子宫内膜癌是发生于子宫内膜的上皮恶性肿瘤,以来源于子宫内膜腺体的腺癌最常见。为女性生殖道三大恶性肿瘤之一,占女性全身恶性肿瘤7%,占女性生殖道恶性肿瘤20%~30%。平均发病年龄为60岁,其中75%发生于50岁以上妇女。近年来发病率在世界范围内呈上升趋势。

2. 子宫内膜癌的发病率怎样?

子宫内膜癌在全世界范围不同地区发病率有差异,北美、北欧地区发病率最高,亚洲、日本、印度及中南美等地区发病率较低。在全世界,每年有新发病例约142 000例,死亡42 000例。有资料显示,2%~3%的女性在其一生中将可能患子宫内膜癌。近年来子宫内膜癌的发病率有上升趋势,在过去的20~30年,子宫内膜癌的发病率为20世纪70年代早期的2倍。子宫内膜癌发病率的上升主要有以下几个方面的原因。

(1)子宫内膜癌基本上是老年妇女的肿瘤,随着人寿命的延长,更多的妇女达到了子宫内膜癌发生的危险年龄。同时,与子宫内膜癌有关的因素如糖尿病、高血压、肥胖发病率增加。

(2)人们健康意识的增强及更好的医疗保健,使得更多患者得到诊治。

(3)外源性雌激素的应用及激素替代治疗的应用增加。

（4）他莫昔芬在预防和治疗乳腺癌中的广泛应用。

（5）更有效的诊断手段如宫腔镜的应用。

3. 子宫内膜癌有哪些类型？

（1）子宫内膜样腺癌：最常见，约占 80%。

（2）黏液性腺癌：普通的子宫内膜样癌常伴有灶性黏液样上皮分化，当这种分化的肿瘤成分所占比例大于 50% 时，则分类为黏液性癌。一般将其视为Ⅰ型癌，预后与同等分化程度的子宫内膜样腺癌相同。

（3）浆液性腺癌：又称浆液性乳头状癌，发生率占子宫内膜癌的 1.1%~10%。属Ⅱ型内膜癌。

（4）透明细胞癌：是另一种Ⅱ型子宫内膜癌。发生率仅占子宫内膜癌的 1%~5.5%。恶性程度高，常有早期播散的倾向，预后较差。

（5）混合型腺癌：是指Ⅰ型和Ⅱ型内膜癌混合存在，一般认为Ⅱ型内膜癌的比例占到 25% 以上提示预后不良。

（6）鳞状细胞癌：罕见，一般预后较差。

（7）移行细胞癌：肿瘤对放疗敏感。

（8）小细胞癌：少见，发生率不足内膜癌的 1%，肿瘤预后差。

（9）未分化癌。

第二节　子宫内膜癌的病因和危险因素

1. 哪些人容易患子宫内膜癌？

（1）未孕与未产：未产者发生子宫内膜癌的危险性是已产者的 2~3 倍，特别是由于卵巢功能障碍不排卵所致的不孕不育，更易引起子宫内膜增生和癌变。

（2）肥胖、高血压、糖尿病：肥胖发生子宫内膜癌的相对危险是 2~10。糖尿病患者或糖耐量异常患者患子宫内膜癌的相对危险性为2.8。高血压患者患子宫内膜癌的相对危险性为1.5。高血压、肥胖、糖尿病都是垂体功能失调的一种表现,三者常合并存在,即所谓的"子宫内膜癌三联征"。

(3)晚绝经:初潮早、绝经晚与子宫内膜癌的危险性呈正相关。

(4)接受激素替代治疗(HRT)。

(5)内源性雌激素:多囊卵巢综合征及功能性卵巢肿瘤。

(6)使用他莫昔芬。

(7)遗传因素:有卵巢癌、乳腺癌或肠癌家族史者患子宫内膜癌的危险性增大。

2. 子宫内膜癌容易发生在哪个年龄阶段?

子宫内膜癌可以发生于任何年龄,但基本上是一种老年妇女肿瘤。其发病的高峰年龄为50～69岁,平均年龄在55岁上下。75%发生在50岁以上或绝经后妇女,15%～20%发生在围绝经期,5%的患者发病年龄小于40岁。子宫内膜癌的发病年龄似也有年轻化的趋势,有报道小于40岁的子宫内膜癌患者的比例已上升到2%～14%。

第三节　子宫内膜癌的症状

1. 子宫内膜癌有哪些症状?

(1)异常子宫出血:子宫内膜癌最主要的症状。绝经后阴道出血为患者最重要的主诉之一。尚未绝经者,则表现为不规则出血,有些表现为经量增多,经期延长。

(2)异常阴道排液:常为瘤体渗出或继发感染的结果,可表现为血性液体或浆液性分泌物,有时有臭味,并不多见,约占25%。

(3)疼痛:并不多见。少数患者可能因病变在子宫下段或侵及宫颈管导致引流不畅,形成宫腔积血或积脓引起子宫痉挛性收缩出现下腹疼痛。

(4)贫血、体重明显下降、食欲缺乏、发热、腹胀等恶病质表现。

2. 子宫内膜癌与哪些疾病有相似的症状?

(1)子宫内膜不典型增生:临床症状与内膜癌相似,活检或诊刮标本病理检查才能鉴别。但在病理报告为不典型增生的病例中,有25%在最终切除的子宫标本中病理报告为高分化癌。

(2)围绝经期功能失调性子宫出血、子宫黏膜下肌瘤、子宫内膜息肉。

(3)宫颈癌:可有不规则阴道出血及白带增多,但一般鉴别没有困难,通过妇科检查、阴道细胞学及活组织检查可以鉴别。

(4)输卵管癌:也多见于老年妇女,可有大量浆液性或血性阴道排液,阴道涂片可能找到恶性细胞和内膜癌相似。但输卵管癌内膜检查多为阴性。

(5)子宫肉瘤:子宫内膜间质肉瘤和恶性中胚叶混合瘤常出现不规则阴道出血及排液,诊断病理检查有助于鉴别。

(6)老年性阴道炎:主要表现为血性白带,妇科检查见阴道壁充血或黏膜有散在出血点,消炎治疗有效。

(7)老年性子宫内膜炎:也可表现为绝经后阴道出血,但诊刮常无或极少组织物刮出,宫腔镜检查见内膜薄,有点片状出血。

第四节　子宫内膜癌的诊断

如何诊断子宫内膜癌?

1. 细胞学检查　宫腔细胞学检查具有操作方便,患者痛苦小、易接受、取材成功率高、经济等优点,同时对子宫内膜癌及其癌前病变的检查准确性也较高,因此具有一定临床应用价值,可用于有临床症状及高危人群的初步筛查及门诊随访。但细胞学只能起到辅助诊断的作用,不能代替组织病理检查。

2. 阴道 B 超检查　如果通过阴道超声检测测量子宫内膜厚度不超过5mm 时,发生子宫内膜癌的机会是非常低的。

3. 子宫内膜病理组织学检查。

4. 宫腔镜检查。

5. 其他影像学检查　CT、MRI 及 PET－CT,这些检查在子宫内膜癌的诊断中价值不大,现主要用于术前对子宫内膜癌患者的病情进行评价,了解肿瘤侵犯的范围,尤其是肌层浸润情况及有无宫外转移,协助进行临床分期。CT在检查腹膜后淋巴结方面其敏感性优于 MRI,而在对肌层浸润深度和宫颈受累的评价上以 MRI 最佳。

6. 肿瘤标志物　子宫内膜癌缺少特异性及敏感性高的肿瘤标志物。血清 CA125 水平在部分子宫内膜癌患者,特别是晚期及非激素依赖型内膜癌可升高。

第五节　子宫内膜癌的治疗

1. 子宫内膜癌治疗原则是什么?

子宫内膜癌总的治疗原则以手术为主。早期患者手术后根据手术分期及有无高危因素决定是否进一步采用化疗、放疗等辅助治疗。晚期患者需进行综合治疗,根据全身状况及临床病理因素行肿瘤细胞减灭术,术后再辅以放疗、化疗及激素治疗。少数不能耐受手术可选择放疗、化疗及激素治疗。

2. 子宫内膜癌手术治疗的目的是什么?

子宫内膜癌手术目的之一是进行手术病理分期,确定病变范围,明确分期,为以后的治疗提供依据;之二是切除有癌变的子宫及转移的癌灶和其他可能转移的组织,包括双附件、腹膜后淋巴结。

3. 治疗子宫内膜癌有哪些手术方法?

治疗Ⅰ期子宫内膜癌标准术式是经腹筋膜外子宫全切术及双附件切除术及全面分期手术。

因子宫内膜癌临床Ⅱ期与术后病理分期复合率仅为30%~40%,可行筋膜外子宫切除术或子宫次广泛切除,双附件切除及淋巴结切除或取样。术后再根据病理结果,必要时加用辅助治疗。对Ⅲ期及Ⅳ期子宫内膜癌治疗应以综合治疗为主,一般首选手术治疗。当肿瘤范围超出子宫扩散到盆腔后容易发生淋巴结转移及腹膜种植,附件有包块时也需要明确包块性质,手术可以确定肿瘤扩散的范围,并行肿瘤细胞减灭术,尽可能切除大块肿瘤。

4. 全面分期手术的内容包括什么?

(1)足以进行全面探查的、良好的麻醉。

(2)仔细探查盆腹腔内脏器及盆腔和腹主动脉旁淋巴结,对任何可疑部位进行活检。

(3)生理盐水200ml腹腔冲洗液进行细胞学检查。

(4)筋膜外全子宫及双附件切除。

(5)术中剖视子宫,检查癌灶大小、部位、肌层受侵深度,宫颈及双附件有无受累等。

(6)有高危因素者,如低分化、高危组织学类型、深肌层侵犯、宫颈受累者行腹膜后淋巴结切除。

(7)切除增大及可以转移的淋巴结。

5. Ⅱ期子宫内膜癌的手术范围是什么?

(1)广泛性子宫切除,双附件,盆腔淋巴结切除和选择性腹主动脉旁淋巴结切除。

(2)对高龄、过度肥胖或有内科并发症者可先行术前放疗(外照射和腔内照射),6周后行经腹子宫全切及双附件切除。其治疗的5年生存率为60%~

80%,胃肠道和泌尿系统的并发症为10%。

(3)因子宫内膜癌临床Ⅱ期与术后病理分期符合率仅为30%～40%,可行筋膜外子宫切除术或子宫次广泛切除,双附件切除及淋巴结切除或取样。术后再根据病理结果,必要时加辅助治疗。

6. 临床Ⅲ期和Ⅳ期子宫内膜癌的手术治疗是怎样的?

对Ⅲ期、Ⅳ期子宫内膜癌应进行个体化治疗。治疗应以综合治疗为主,一般首选手术治疗。当肿瘤范围超出子宫扩散到盆腔后容易发生淋巴结转移及腹膜种植,附件有包块时也需要明确包块性质,手术可以确定肿瘤扩散的范围,并行肿瘤细胞减灭术,尽可能切除大块肿瘤。手术时应做腹腔冲洗液细胞学检查,选择性盆腔和腹主动脉旁淋巴结切除及增大淋巴结切除,盆腹腔可疑部位的活检或切除,大网膜切除。行全子宫及双附件切除,不必扩大子宫切除的范围。尽可能切除肉眼可见的病灶。术后加辅助治疗。

7. 子宫内膜癌的非手术治疗方法包括什么?

子宫内膜癌的治疗方法还有放射治疗、化疗、孕激素治疗。

8. 子宫内膜癌的放疗都有哪几类?

子宫内膜癌的放疗主要有腔内照射和体外照射,临床应用包括单纯放疗、术前放疗和术后放疗。

9. 哪些子宫内膜癌的患者可以采用单纯放疗?

有5%～15%的子宫内膜癌患者因为高龄、有严重内科并发症或期别过晚等原因无法手术,对这些患者可以采取单纯放疗。

10. 哪些子宫内膜癌患者可以采用术前放疗?

术前放疗主要是为控制、缩小癌灶、为手术创造机会或缩小手术范围。术前放疗在杀灭肿瘤的同时,还可使淋巴管及血管闭合,可降低术中癌播散的危险,预防复发。但目前由于对子宫内膜癌采用手术病理分期,绝大多数患者需要手术分期,而术前放疗影响手术病理分期,且不比术后放疗有优势,有些早期患者可能治疗过度,对盆腔外病变放疗困难,因此术前放疗日趋减少,应用更多的是术后对于那些有不良预后因素的患者进行辅助放疗。

11. 哪些患者需要术后放疗?

低分化;深肌层侵犯;宫颈受累;Ⅲ期(子宫外病变,淋巴结转移);特殊病理类型(透明细胞癌、浆液性乳头状癌等);有不良预后因素,但因肥胖或并发症缩小了手术范围,如淋巴结探查或取样取代系统性淋巴结切除、子宫切除取代了广泛子宫切除。对Ⅰa/b期及G_1术后均不必采用辅助放疗。

12. 术后放疗有哪些优点?

术后放疗可根据手术病理分期结果在明确病变范围及有无高危因素后,确定是否需要放射治疗及放射治疗的方法和照射部位、范围,既可以杀灭残余肿瘤和可能残存的病灶,预防复发,又可避免不必要的放疗,减少并发症及费用。

13. 哪些子宫内膜癌适合接受化疗?

有高危因素的Ⅰ期子宫内膜癌(如肿瘤侵犯深肌层、低分化肿瘤、淋巴管瘤栓、恶性程度高的病理组织类型,如浆液性乳头状癌和透明细胞癌);肿瘤累及宫颈或子宫下段;子宫外转移如肿瘤侵犯附件、腹膜、大网膜或腹膜后淋巴结等;子宫内膜癌复发。

14. 哪些子宫内膜癌适合接受孕激素治疗?

晚期及复发子宫内膜癌的辅助治疗;年轻患者术后保留卵巢者的治疗或保留生育功能者的治疗;不适宜接受标准手术治疗者。

15. 哪些情况禁用孕激素治疗?

术后1周内;脑血栓、心肌梗死、血栓性静脉炎等或有上述既往史者;动脉粥样硬化;心脏瓣膜病、心房纤颤、心内膜炎、严重的心功能不全;严重肝、肾功能不全者;糖尿病患者;对孕激素类药物过敏者;正在使用激素治疗的患者。

16. 哪些子宫内膜癌患者可以保留卵巢功能?

年龄小于 40 岁;高分化Ⅰa期子宫内膜样癌;腹腔冲洗液细胞学检查阴性;术中探查未发现可疑的腹膜后淋巴结;雌、孕激素受体均为阳性;患者有保留卵巢功能的迫切要求;有较好的随访条件。对以上这些患者可以行保守性手术,保留其一侧或双侧卵巢,术后给予大剂量孕激素治疗。

17. 哪些子宫内膜癌患者可以保留生育功能?

(1)病理类型为子宫内膜高分化腺癌。

(2)MRI 检查病灶局限于子宫内膜。

(3)影像学检查未发现可疑转移灶。

(4)无药物治疗或妊娠的功能。

(5)经充分咨询了解,保留生育功能并非子宫内膜癌的标准治疗方式,患者在治疗前需咨询生育专家。

(6)对合适的患者进行遗传咨询和基因检测。

(7)可选择甲地孕酮、甲羟孕酮及左炔诺孕酮宫内缓释系统。

(8)治疗期间每 3～6 个月分段诊刮或取子宫内膜活检。若子宫内膜癌持续存在 6～9 个月,则行子宫切除 + 双附件切除 + 手术分期。如果 6 个月后病变完全缓解,鼓励患者妊娠,孕前持续每 3～6 个月进行内膜取样检查;如暂无生育计划,给予孕激素维持治疗及定期监测。

(9)完成生育后或取内膜发现疾病进展,即行全子宫双附件切除的分期手术。

18. 如何评价保留生育功能治疗的疗效?

(1)完全缓解(CR):子宫内膜完全退缩,间质蜕膜样变,没有任何增生性或癌性病变。

(2)部分缓解(PR):有残留病灶,或子宫内膜病变降低级别并伴有退化和萎缩的子宫内膜腺体。

(3)无反应(NC):有残留病灶,且子宫内膜腺体没有退化和萎缩。

(4)疾病进展(PD):出现了子宫肌层浸润或子宫外病灶。

19. 哪些因素影响子宫内膜癌的预后?

(1)临床期别及手术病理分期:是最重要的预后因素,Ⅰ期和Ⅱ期子宫内膜癌其5年生存率可达80%~90%。

(2)组织学分级:Ⅰ期子宫内膜癌组织学分级 G_1、G_2、G_3 的5年生存率分别为91%、90%和81%。

(3)淋巴血管间隙受累(LVSI):是一个独立的、有意义的预后高危因素。

(4)组织学类别:子宫内膜样癌预后较好,子宫乳头状浆液性癌预后较差,透明细胞癌预后最差。

(5)年龄:一般认为年龄越大,预后越差。

(6)雌、孕激素受体状态(ER、PR):ER、PR中一个或两个受体阳性者其预后较受体阴性者好,PR比ER为更强的生存率指标。

20. 子宫内膜增生有哪些特点?

子宫内膜增生可发生于任何年龄,青春期、生殖期、围绝经期、绝经后期。常表现为阴道不规则出血、月经稀发、闭经或闭经一段时间后阴道出血不止。无排卵型功血不孕也为其主要症状。其组织病理特征为:腺上皮细胞和(或)腺体结构有不同程度改变,但无间质浸润。

21. 子宫内膜增生如何分类?

以病变中有无腺上皮细胞的异型性作为分类的基础。凡无细胞异型性,则为单纯增生或复合增生;单纯增生为腺体和间质同时增生,复合增生仅腺体增生。凡组织学上具有细胞异型性的增生则为不典型增生,按腺体结构和细胞变化的程度不同,又将不典型增生分为轻、中、重三度。

22. 什么是子宫内膜的癌前病变？

　　上述不同类型的增生中，子宫内膜不典型增生属激素依赖型子宫内膜癌前病变。病变的产生与长期无对抗雌激素过度刺激密切相关。

23. 不同子宫内膜增生的癌变率分别为多少？

　　单纯增生癌变率1%，复合增生癌变率3%，不典型增生癌变率23%。

24. 子宫内膜增生都有哪些治疗方法？

　　（1）药物治疗。

　　（2）子宫内膜去除术。

　　（3）子宫全切术。

25. 子宫内膜单纯增生的药物治疗是怎样的？

　　一般选择周期性孕激素治疗。常用醋酸甲羟孕酮（MPA）每天 6～10mg 口服，每月周期性使用 10～14 天。

26. 子宫内膜复合增生的药物治疗是怎样的？

　　一般选用孕激素持续性治疗，常用 MPA 10mg 口服，每天 3 次，以 3 个月为 1 个疗程。

27. 哪些子宫内膜不典型增生的患者适合药物治疗？

　　子宫内膜不典型增生进行药物治疗的目的是为了保留生育功能，仅适用于年轻而又迫切要求生育者，或不适合手术者。

28. 子宫内膜不典型增生的孕激素治疗是怎样的？

　　轻度不典型增生一般选用孕激素持续性治疗，常用 MPA 10mg 口服，每天 3 次，以 3 个月为 1 个疗程。中、重度不典型增生者应连续用药。MPA 250～500mg/d，以 3 个月为 1 个疗程，每疗程结束后经刮宫做病理检查。根据结果，或停止治疗，或对药物剂量酌情增减。对于药物治疗后病变无好转或反而加重的顽固性病例及停药后复发者，应警惕癌变的可能，应改行手术治疗。

29. 子宫内膜不典型增生的宫内节育器治疗是什么?

左炔诺孕酮宫内释放系统可以直接将左炔诺孕酮释放到子宫内膜局部,可有效抑制非典型增生或没有非典型性增生的子宫内膜。主要适用于逆转后的维持治疗。

30. 何为子宫内膜去除术?

子宫内膜去除术是指通过各种方法直接破坏子宫大部分或全部内膜和浅肌层,使月经减少,甚至闭经。适用于药物治疗无效、不愿或不适合子宫切除的患者。

31. 哪些患者适合子宫内膜去除术?

(1)有排卵型月经过多。

(2)药物治疗无效,或不能耐受药物治疗,或有药物治疗禁忌的严重子宫出血。

(3)不愿行子宫切除术。

(4)子宫小于孕 12 周,宫腔小于 14cm。

(5)必要条件:无生育要求;已除外内膜恶性病变和子宫不典型增生及复杂性增生。

32. 哪些子宫内膜增生的患者适合手术治疗?

40 岁以上、完成生育功能的妇女子宫内膜不典型增生建议行全子宫切除术。

33. 子宫内膜癌患者术后应如何进行随访?

子宫内膜癌复发75% ~95%在术后2 ~3 年。一般术后2 ~3 年每3 个月随访 1 次,3 年后每 6 个月随访 1 次,5 年后每年随访 1 次。随访内容包括:详细询问病史、盆腔检查、阴道细胞学涂片、胸片 X 线片、血清 CA125 检测,必要时可做 CT 及 MRI 检查。

第六节 子宫内膜癌的预防

子宫内膜癌的预防措施有哪些?

1. 重视绝经后妇女阴道流血和绝经过渡期妇女月经紊乱的诊治。

2. 正确掌握雌激素应用指征及方法。

3. 对有高危因素的人群,如肥胖、不育、绝经延迟、长期应用雌激素及他莫昔芬等,应密切随访或监测。

4. 加强对林奇综合征妇女的检测,有建议可在 30~35 岁后开始每年 1 次的妇科检查、经阴道超声和内膜活检,甚至建议在完成生育后可预防切除子宫和双侧附件。

（鲁　琦　刘崇东）

第四章 卵巢肿瘤

第一节 卵巢肿瘤的基本知识

1. 什么是卵巢肿瘤?

女性的卵巢深藏盆腔的深处,属内生殖器官,位于子宫的两侧,左右各一,状如大枣,重约5g。妇科医生常谓之"是非之地!"卵巢顾名思义,是产生卵子的器官,除此以外,分泌女性激素是其重要功能,它掌控着女性一生的生长、发育、妊娠、荣衰! 即使绝经萎缩,也偶尔会调皮捣乱。

卵巢肿瘤是妇科常见肿瘤,因卵巢组织成分复杂,是全身脏器中原发肿瘤类型最多的器官。分类方法很多,常用的是从卵巢组织发生学基础上的卵巢肿瘤组织学分类法,世界卫生组织将其分为九大类共几十种,其中常见的是:①上皮性肿瘤:占卵巢原发肿瘤的50%~70%,它来源于卵巢表面的生发上皮,而生发上皮具有分化为各种苗勒上皮的潜能。若向输卵管上皮分化,形成浆液性肿瘤;向宫颈黏膜分化,形成黏液性肿瘤;若向子宫内膜分化,则形成子宫内膜样肿瘤;②生殖细胞肿瘤:占卵巢肿瘤的20%~40%,生殖细胞有发生多种组织的功能,未分化的为无性细胞瘤,胚胎多能者为胚胎癌,向胚胎结构分化者为畸胎瘤,向胚外结构分化则分化为卵黄囊瘤、绒毛膜癌;③性索间质肿瘤:占卵巢肿瘤的5%左右,性索间质来源于原始体腔的间叶组织,可向两性分化,性索向上皮分化形成颗粒细胞瘤或支持细胞瘤;向间质分化形成卵泡膜细胞瘤或间质细胞瘤。此类肿瘤有分泌性激素的功能,以前也叫"女性化瘤"或"男性化瘤";④转移性肿瘤:占卵巢肿瘤5%~10%,大多由乳腺、胃肠道或邻居生殖器官转移而来;⑤瘤样病变:顾名思义,状如瘤而实非瘤,如妊娠黄体瘤、卵巢子宫内膜异位囊肿、单纯性囊肿、卵巢冠囊肿等。

2. 卵巢肿瘤的类型及分期是什么?

卵巢肿瘤除类型繁多外,还有良性、交界性及恶性之分。卵巢良性肿瘤早期多无症状,往往在健康体检中发现,若肿瘤长大可以出现压迫症状如尿频、便秘,甚至呼吸困难等。在卵巢上皮性肿瘤中,有些肿瘤既不是良性的也不是恶性的,介于两者之间,目前我们称为交界性或低度恶性潜能性肿瘤,郎景和院士戏称它们是"骑墙派"。卵巢恶性肿瘤是女性生殖器常见三大恶性肿瘤之一,因其位于盆腔深处,早期多无症状,一旦出现腹胀、腹部包块及腹腔积液等症状则多属晚期,我们应高度警惕! 患者最关心的第一个问题当然是良性还是恶性,那么第二个问题可能就是:"我得的病是早期还是晚期呢?"恶性肿瘤的分期指的是其侵犯、转移及播散的范围,共有四期(表4-1),Ⅰ期,病变局限于一侧或双侧卵巢;Ⅱ期,病变在盆腔内转移;Ⅲ期,病变已经超出盆腔外,在腹腔内广泛转移;Ⅳ期,向腹腔以外更远处转移,如肝脏、肺部、胸腔等。回答刚才患者的问题:"除Ⅰ期外,恐怕其他几期都不能算作早期"。另外,卵巢恶性肿瘤的恶性程度也是临床上不能忽视的重要问题,通俗一点说,就是肿瘤到底有多恶。一般用癌细胞的分化来表示:1级是分化好的叫高分化;2级是中分化或分化中等;3级是低分化或分化差,也是恶性程度最高的。综上所述,根据卵巢肿瘤的类别、分期及细胞分化程度,我们可以对卵巢肿瘤心中有数了吧。

表4-1 2014年FIGO卵巢癌、输卵管癌及腹膜癌分期

期别	肿瘤局限于卵巢或输卵管	TNM
ⅠA	肿瘤局限于一侧卵巢(未累及包膜)或一侧输卵管,卵巢或输卵管表面没有肿瘤,腹腔积液或腹腔冲洗液中没有恶性细胞	T_{1a}

期别	肿瘤局限于卵巢或输卵管	TNM
ⅠB	肿瘤局限于双侧卵巢(未累及包膜)或双侧输卵管,卵巢或输卵管表面没有肿瘤,腹腔积液或腹腔冲洗液中没有恶性细胞	T_{1b}
ⅠC	肿瘤局限于一侧或双侧卵巢或输卵管,有如下情况之一	T_{1c}
ⅠC₁	术中手术导致肿瘤破裂	
ⅠC₂	术前肿瘤包膜破裂,或者卵巢或输卵管表面出现肿瘤	
ⅠC₃	腹腔积液或腹腔冲洗液中出现恶性细胞	
Ⅱ	肿瘤累及一侧或双侧卵巢或输卵管,伴有盆腔蔓延(在骨盆缘以下)或腹膜癌(Tp)	T_2
ⅡA	肿瘤蔓延至和(或)种植于子宫和(或)输卵管和(或)卵巢	T_{2a}
ⅡB	肿瘤蔓延至盆腔的其他腹膜内组织	T_{2b}
Ⅲ	肿瘤累及一侧或双侧卵巢或输卵管,或原发性腹膜癌,伴有细胞学或组织学确认的盆腔外腹膜播散,和(或)转移至腹膜后淋巴结	T_3
ⅢA	转移至腹膜后淋巴结,伴有或不伴有骨盆外腹膜的微小转移	$T_1,T_2,T_{3a}N_1$
ⅢA₁	仅有腹膜后淋巴结阳性(细胞学或组织学确认)	$T_{3a}/T_{3a}N_1$
ⅢA₁(1)	转移灶最大直径≤10mm(注意:是肿瘤直径而非淋巴结直径)	$T_{3a}/T_{3a}N_1$
ⅢA₁(2)	转移灶最大直径>10mm	$T_{3b}/T_{3b}N_1$
ⅢA₂	骨盆外(骨盆缘之上)累及腹膜的微小转移,伴有或不伴有腹膜后淋巴结阳性	$T_{3c}T_{3c}N_1$
ⅢB	骨盆缘外累及腹膜的大块转移,最大直径≤2cm,伴有或不伴有腹膜后淋巴结阳性	任何T,任何N
ⅢC	骨盆缘外累及腹膜的大块转移,最大直径>2cm,伴有或不伴有腹膜后淋巴结阳性(注1)	M_1
Ⅳ	腹腔之外的远处转移 ⅣA:胸腔积液细胞学阳性 ⅣB:转移至腹腔外器官(包括腹股沟淋巴结和腹腔外淋巴结)(注2)	$T_{3c}/T_{3c}N_1$

注1:包括肿瘤蔓延至肝脏和脾脏包膜,但不包括脏器实质的受累;注2:脏器实质转移属于ⅣB期

第二节　卵巢肿瘤的病因及危险因素

引起卵巢肿瘤的原因是什么？

和很多疾病一样，卵巢肿瘤的病因仍不明了。请不要沮丧，我们倒是可以先了解一下卵巢上皮性肿瘤的相关高危因素。

1. 遗传因素　经常有患者家属紧张地询问："大夫，我母亲得了卵巢癌，那以后我会不会得呢？"稍安勿躁，待我详解。有5%～10%的卵巢上皮癌具有遗传异常，它的发生与三个遗传性癌综合征有关，它们是：遗传性乳腺癌－卵巢癌综合征、遗传性位点特异性卵巢癌征和遗传性非息肉性结直肠癌综合征，以前者更为常见。真正的遗传性卵巢癌主要是由于BRCA1和BRCA2基因突变所致，属于常染色体显性遗传。正常人群中妇女患卵巢癌的风险不到1.4%，若有一名直系亲属患病，风险增至5%，有两名这样的直系亲属患病，则风险为7%，但这只能称为家族倾向而非遗传。真正有遗传性卵巢癌综合征的患者，患病危险高达50%，还好，此类患者甚为少见。

2. 持续排卵　流行病学调查发现未产、不孕增加了患卵巢肿瘤的风险，应用促排卵药物亦可增加发生卵巢肿瘤的危险性，究其原因，可能是持续和过多的排卵使卵巢表面不断损伤与修复，修复过程中增加了卵巢上皮细胞的突变可能；另外，也提供了卵巢上皮包涵囊肿形成的机会。而多次妊娠、哺乳、口服避孕药等能减少或抑制排卵，减少卵巢上皮的损伤而保护卵巢，也就降低卵巢癌的患病风险。

3. 环境和其他因素　环境因素是人类卵巢癌主要的病因学决定因素。工业的各种物理或化学产物可能与卵巢癌的发病相关，石棉和滑石粉的过多接触可能增加卵巢癌的发生则是佐证。卵巢癌的发生是否与饮食习惯和成分相关，目前还无定论。

第三节　卵巢肿瘤的症状

1. 卵巢肿瘤好发于什么年龄?

卵巢肿瘤类型多种多样,在女性一生各年龄段均可发病,临床表现也不尽相同。卵巢上皮性肿瘤好发于 50～60 岁绝经后妇女,生殖细胞肿瘤多见于30 岁以下年轻女性,性索间质肿瘤则各年龄段均可发生。

2. 卵巢良性肿瘤的表现是什么?

体积较小时多无症状,往往是正常体检或因其他疾病做超声检查时无意发现。但随着瘤体的增大会出现一些非特意的症状,比如下腹坠胀、腹部胀满,有时可以在平卧位排空膀胱后自己在腹部摸到肿物,有些具有内分泌功能的肿瘤,还可以表现为月经周期的紊乱。当瘤体巨大出现压迫症状时则可能出现下肢甚至腹壁的水肿、排便排尿障碍、呼吸困难,有些粗心的女人会以为身体发福,锻炼、节食减肥无效后出现上述症状才想起到医院就诊,则不免有时为时较晚!当然,卵巢良性肿瘤也有恶变的可能性,但概率很低。总之,要注意身体发出的一些警示信号,定期体检及早发现问题,合理处理。

3. 卵巢良性肿瘤会不会出现一些急诊情况呢?

回答是肯定的。常见的并发症有:扭转、出血、破裂以及感染,以急性腹痛为主要临床表现。扭转最为常见,发生概率约占卵巢囊肿的 10%,肿瘤表面光滑、蒂部较长、活动度好、瘤体较重等是易发因素,以卵巢畸胎瘤最为常见,其次为卵巢纤维瘤等,常在改变体位、剧烈运动或有腹压改变时突然出现的一侧下腹部剧烈疼痛,伴恶心呕吐或肛门坠胀感。卵巢囊肿在收到外力冲击时可能破裂,有时也会无诱因自发破裂,当破口较小,少量出血时,可表现为轻微下腹不适或腹痛。但破口较大,有囊内容物流出或出血较多时,则可能出现明显下腹疼痛,甚至休克表现。感染往往合并在卵巢肿物扭转时间较长出现坏死或囊肿破裂情况下,临床上不太多见。

4. 妊娠期卵巢肿瘤的症状是什么?

妊娠期合并卵巢肿瘤较常见,以良性为主很少恶性,但潜在危害较大。多无症状,在常规孕期检查或出现并发症时发现。早孕期双合诊时即能查到,中孕期不易查到,需依赖病史及超声、核磁等诊断。早孕期若肿瘤嵌顿盆腔,可能引起流产,中孕期随着子宫的增大,肿瘤扭转的概率增加,晚期妊娠时,若肿瘤较大时会阻碍胎头入盆,出现胎位异常、产道梗阻出现难产。

5. 卵巢恶性肿瘤的临床表现有哪些?

早期卵巢恶性肿瘤多无症状,很难早期诊断!所谓的"卵巢癌三联征"可以提高我们对它的警惕:即年龄在 40~60 岁、存在卵巢功能障碍、有胃肠道症状。卵巢恶性肿瘤的晚期症状主要表现为腹胀、食欲缺乏、大量腹腔积液、腹部明显包块等,症状的轻重缓急取决于:肿瘤的大小、具体的位置、是否侵犯了临近脏器;肿瘤的组织学类型以及恶性程度;是否存在并发症等。当肿瘤晚期瘤体巨大并侵犯周围脏器如直肠、膀胱、输尿管,常表现为尿频、便秘或者排尿困难、排便习惯改变。卵巢恶性肿瘤如果盆腹腔转移播散,可引起腹腔积液、肠粘连甚至肠梗阻症状。一些特殊的卵巢恶性肿瘤可以刺激分泌过多雌激素、雄激素,而发生性早熟、闭经、男性化、月经紊乱以及绝经后阴道出血。当肿瘤存在扭转或破裂时也可表现为急腹症。在进行专科体检时,应注意附件包块的位置、大小、侧别、质地、活动度、和周围有无粘连以及有无明显的压痛。如果是双侧实性;表面不平形态不规则;和周围有粘连固定不动;近期生长迅速体重下降;尤其是腹部触及大网膜呈饼状及大量腹腔积液并伴有肠梗阻症状多是恶性晚期的表现。

第四节　卵巢肿瘤的诊断

1. 卵巢肿瘤的辅助检查都有什么？

　　根据患者的年龄阶段、病史特点以及专科体检的特点可以初步判断是否为卵巢肿瘤，并对良恶性进行初步判断，诊断困难时需进行相应的辅助检查，包括肿瘤标志物、影像学检查、腹腔镜检查、细胞学检查等。

2. 卵巢肿瘤标志物检查有哪些？

　　首先明确一点，目前还没有一种肿瘤标志物为某一肿瘤所特有，某些卵巢肿瘤具有相对特殊的标志物，可以用作辅助诊断或监测病情，但绝对不是他们升高就代表得了恶性肿瘤。

　　(1)CA125：约80%的卵巢上皮恶性肿瘤患者的CA125水平高于正常值；90%以上的患者CA125水平与病情的消长相一致，可以用于卵巢恶性肿瘤术后的监测，灵敏度还是比较高的。

　　(2)AFP：它对于卵巢内胚窦瘤有特异性的诊断价值，对于肿瘤内含有卵黄囊成分者也有协助诊断的意义如卵巢未成熟畸胎瘤、混合性无性细胞瘤等。

　　(3)HCG：对于原发性卵巢绒癌有特异性。

　　(4)性激素：颗粒细胞瘤、卵泡膜细胞瘤可以产生较高水平的雌激素，黄素化是也可以分泌睾酮。卵巢浆液性或黏液性囊腺瘤或纤维上皮瘤有时也可以分泌一些雌激素，性激素的检测有利于它们的诊断。

3. CA125的升高，就是得了卵巢癌吗？

　　首先，CA125是目前检测卵巢上皮恶性肿瘤最为敏感的肿瘤标志物，所以，很多体检中心将其作为筛查卵巢癌的常规体检项目。其次，血清CA125是一种抗原，在胎儿由羊膜和体腔上皮表达，成年人中由体腔上皮或苗勒管上皮分化的组织表达。在正常女性的特殊时期有时会轻度升高,如孕期、月经期。绝经前妇女很多良性疾病也会引起 CA125 不同程度的升高,如子宫内膜异位症、子宫腺肌症、盆腔结核、急性或慢性盆腔炎性疾患。卵巢生殖细胞肿瘤或卵巢转移性癌也会使 CA125 有所升高,但升高的幅度较卵巢癌小。CA125 用于卵巢癌的诊断与患者的年龄以及所截取的正常值有关,据国外报道,绝经后妇女取大于 65U/ml 为正常值,诊断的敏感性为 97%,特异性为78%。总的来说 CA125 的检测用于卵巢上皮癌的诊断具有较好的灵敏性,但特异性中等。所以,当体检发现单纯 CA125 升高时,大可不必惊慌,到专科医生处咨询,持续监测并结合经阴道超声检查,不失为合理的处置方式。女性在常规体检时,建议应明确是否妊娠,并避开月经期,在无身体不适时进行。如存在以上情况,应向体检医师说明。

4. 卵巢肿瘤的影像学检查有哪些?

(1)超声检查:尤其是经阴道超声检查已广泛应用于妇科内生殖系统疾病的诊断,但当肿物巨大时需与经腹部超声联合检查。它可以描述肿物的大小、部位、质地、腹腔积液,提示肿瘤形状囊性或实性,囊内有无乳头等,通过彩色多普勒超声检查,可以检测卵巢肿物组织的血流变化,有经验的医师通过超声的特点,对肿瘤良恶性判断的准确性可达 80%~90%。对于肿瘤直径小于1cm 的实性肿物则不易测出。

(2)胸部及腹部 X 线片:胸部平片可以判断有无胸腔积液、肺转移;腹部平片对于卵巢畸胎瘤,可显示牙齿及骨质,对于肠梗阻也有诊断意义。

(3)CT 或 MRI 检查:均可以清晰显示肿块,卵巢良性肿瘤多光滑、囊壁薄,呈均匀性吸收,恶性肿瘤轮廓不规则,向周围脏器浸润伴腹腔积液。对判断有无淋巴结转移、有无肝脾肺等远处转移和确定手术方式有重要参考价值。

5. 是否可以直接做更高级的 CT、MRI 检查或 PET – CT?

在门诊出诊时经常听到患者这样的表述。从诊断角度讲检查并不是越贵越好,合理最重要。经腹部超声因其便捷无创的特点,是最常采用的评估附件肿物性质的诊断方法,尤其是对于没有性生活史的患者。经阴道彩色多普勒超声因其能够显示肿瘤内部血流信号,更提高了诊断肿瘤性质的特异性。对明确的盆腔包块,CT、MRI 检查并不具有更高的诊断价值,这两种影像学诊断方式更适用于腹腔积液但未发现盆腔包块的患者,为的是寻找腹腔,特别是大网膜、膈肌、肝脏表面等部位的微小病变。目前,还没有明确的证据证明 PET 显像能有助于卵巢癌的鉴别诊断。而 PET - CT 显像具有发现病变残存或复发的作用。

6. 卵巢肿瘤行腹腔镜检查的目的和作用是什么?

腹腔镜可以直接观察肿块的性状,对盆腹腔及横膈部位进行窥视,可疑部位进行活检,如果有腹腔积液可进行抽吸行细胞学检查。但如果肿块巨大或达到脐部以上水平、肿瘤粘连于腹前壁或存在腹膜炎症,则腹腔镜检查风险增大,应谨慎进行。腹腔镜检查的具体作用如下:明确诊断,初步临床分期;取腹腔积液或盆腹腔冲洗液细胞学检查;取活检进行组织学诊断;术前放腹腔积液或腹腔化疗进行术前准备。

7. 卵巢肿瘤如何行细胞学检查?

可以留取腹腔积液或盆腹腔冲洗液细胞学检查。腹腔积液或盆腹腔冲洗液可经后穹窿穿刺、腹腔穿刺、腹腔镜检查获得,经离心浓缩,固定涂片后行细胞学检查。

8. 其他可以选择的检查有什么?

必要时可以选择的检查包括系统胃肠摄片或胃肠镜检查;肾图、静脉肾盂造影;放射免疫显像或 PET - CT 检查。

9. 为什么做了那么多检查还不能明确卵巢肿瘤的性质?

肿瘤的诊断,病理是金标准,卵巢也不例外。对于卵巢恶性肿瘤的诊断,需要明确的一点是,无论是肿瘤标志物、影像学以及腹腔积液细胞学检查均不能作为卵巢恶性肿瘤的确诊依据,卵巢恶性肿瘤的确诊依据是:肿瘤的组织病理学。有时手术才能揭开它的面纱。但通过病史、症状体征、血清学检查、影像学检查间的差异可以探其弥端,但早期诊断卵巢恶性肿瘤很难。初发的卵巢肿物不必过分焦虑,如倾向良性,定期监测其变化,密切随访。如不能除外恶性,则应谨慎行事,合理诊断。有时,不治疗也许是最好的治疗。

10. 卵巢良性肿瘤需要与哪些疾病鉴别呢?

卵巢良性肿瘤的鉴别诊断具体如下:①卵巢瘤样病变:瘤样病变多和月经的不同时期相关,月经前半期滤泡囊肿多见,而后半期则卵巢黄体囊肿最常见。它们多为单侧,直径一般小于5cm,但有时也可以7~8cm,囊壁较薄,一般2~3个月自行消失;②输卵管卵巢囊肿:常有急性盆腔炎性疾病病史,迁延吸收为炎性囊块,多合并不孕或慢性盆腔疼痛,盆腔触诊多提示两侧附件区囊性包块,边界多不清晰,活动受限;③子宫肌瘤:带蒂的浆膜下肌瘤或肌瘤囊性变容易与卵巢实性肿瘤或囊肿相混淆。子宫肌瘤常为多发性,与子宫相连,推动瘤体时多会牵动宫体共同活动,有时可伴有月经异常,如月经过多等;④妊娠子宫:在妊娠早期,双合诊时宫体与宫颈似不相连,柔软的宫体容易被误诊为卵巢肿瘤。但妊娠女性一般有停经史,尿 HCG 检查为阳性,超声检查可以发现宫腔内的胎囊;⑤腹腔积液:大量腹腔积液应该注意与巨大卵巢囊肿的鉴别。腹腔积液常发生于肝脏、心脏疾患,平卧时腹部两侧突出如蛙腹,叩诊时因肠管漂浮于腹腔积液上部,所以,腹部中间为鼓音,两侧实音,移动性浊音阳性;巨大囊肿平卧时腹部中间隆起,多将肠管挤压向腹部两侧,中间叩诊多为浊音,腹部两侧鼓音,移动性浊音阴性;当肿物未充满盆腹腔时,腹部包块边界清楚,蒂部较长时活动度较大,腹部超声检查多可以鉴别。

11. 卵巢恶性肿瘤需要与哪些疾病鉴别?

卵巢恶性肿瘤的鉴别诊断:①盆腔子宫内膜异位症:卵巢子宫内膜异位囊肿多为双侧,与子宫后壁粘连形成囊性包块,盆腔深部结节型子宫内膜异位表现为直肠子宫陷凹触痛结节,检查 CA125 多会升高,所以,与卵巢恶性肿瘤很难鉴别。前两者常合并有痛经、性交痛、慢性盆腔痛、月经过多、不规则阴道流血、不孕病史等。经阴道彩色多普勒超声检查是有效的辅助诊断方法,困难时需手术探查才能明确;②盆腔炎症性疾病:多有流产或产褥感染病史。临床表现:发热、下腹痛或慢性盆腔痛,妇科检查双侧附件区触诊增厚、压痛。急性期用抗生素治疗症状可缓解,块物缩小。若治疗后症状、体征无改善,块物无变化或逐渐增大,应考虑为卵巢恶性肿瘤。血常规、C – 反应蛋白、PCT 等实验室检查及超声检查有助于鉴别;③结核性腹膜炎:术前诊断率很低,多术中发现。常合并腹腔积液,盆、腹腔内粘连性块物形成,多发生于年轻、不孕妇女,近年来,发病率有所增高。多合并有肺结核史,全身症状表现为消瘦、乏力、低热、盗汗、食欲缺乏、若子宫内膜受累可出现月经稀少或甚至闭经。妇科检查盆腔包块形状不规则,界限不清,固定不动。超声检查、胸部 X 线检查可协助诊断,必要时需手术探查确诊;④生殖道以外的肿瘤:巨大腹膜后肿瘤、直肠癌、乙状结肠癌等与完全卵巢恶性肿瘤难以鉴别。腹膜后肿瘤固定不动,位置低者使子宫或直肠移位;直肠癌和乙状结肠癌一般有消化道症状、排便习惯改变、慢性失血表现,超声检查、钡剂灌肠、肠镜等有助于鉴别;⑤转移性卵巢肿瘤:临近器官转移到卵巢的恶性肿瘤,特别是消化道肿瘤,在附件区可扪及双侧性、中等大、肾形、活动的实性肿块。如果患者存在消化道症状,有消化道癌、乳癌病史,诊断基本可成立。

第五节　卵巢肿瘤的治疗

1. 卵巢肿瘤的急救与治疗包括什么?

　　卵巢肿瘤的紧急并发症之前我们有所阐述,最为常见的是卵巢囊肿蒂扭转,不全扭转有时可自然复位,腹痛随着复位自然缓解,蒂扭转诊断明确后应尽快手术治疗,可开腹亦可腹腔镜探查,术中可在蒂根部下方钳夹后再将肿瘤复位,防止栓塞脱落,附件缺血坏死程度决定行囊肿剥除或附件切除。临床怀疑卵巢肿瘤破裂或出血时,应立即手术探查,术中应尽力吸净囊液,送细胞学检查;清洗盆腹腔,防止粘连;切除标本应仔细检查肉眼观察,注意破口边缘有无恶性表现,并送病理学检查。对于合并感染的患者,应先控制炎症,待病情稳定后,再行手术切除肿瘤,若感染严重,短期内难以控制,则建议尽快手术治疗。

2. 卵巢肿瘤的治疗原则及目的有哪些?

卵巢肿瘤一经确诊,应行手术。手术目的:①明确诊断;②切除肿瘤;③对恶性肿瘤进行手术 - 病理分期。手术中不能明确诊断时,应将切除肿瘤送冰冻病理明确诊断。手术可通过腹腔镜或开腹进行,卵巢良性肿瘤肿瘤多采用腹腔镜手术,卵巢恶性肿瘤尤其是中晚期患者则以开腹手术为宜。术后根据肿瘤的性状,组织学类型,手术 - 病理分期等决定是否进行辅助治疗。对于早期卵巢上皮恶性肿瘤要争取治愈,晚期尽力控制复发,延长生存期以及提高生活质量,主要的治疗方式是手术加紫杉醇和铂类药物的联合化疗。对于生殖细胞肿瘤治疗的目标是治愈,保留生育功能是此类肿瘤的治疗原则,主要的治疗方式是手术和以 PEB/PVB 为主要方案的化疗。对于性索间质肿瘤的治疗目标也是治愈,手术是主要治疗方式,对于年轻患者可行患侧卵巢切除手术,保留生育功能。卵巢转移恶性肿瘤则以原发疾病治疗原则为主。卵巢良性肿瘤的治疗相对简单,而恶性肿瘤的治疗则因肿瘤的性质、分期、细胞分化的差异不同有所差异。

3. 良性卵巢上皮性肿瘤的治疗是哪样的?

对于卵巢囊肿直径小于 5cm 患者,不能除外卵巢瘤样病变,应做短期观察,一般 3~6 个月后复查,瘤样病变大多自然消退。若持续存在,确诊为卵巢良性肿瘤,应建议手术治疗。对于年轻单侧患者,可行肿瘤剥除术,尽量保留患侧和对侧正常卵巢组织,即使是双侧良性卵巢肿瘤,也可同样处理。对于围绝经期或绝经后患者可行患侧附件或全子宫及双侧附件切除术。术中应剖开肿瘤进行肉眼观察,区分良恶性,如可疑恶性应送快速冰冻病理检查,确定手术范围。肿瘤巨大或可疑恶性,要尽量完整取出肿瘤,防止囊液流出及肿瘤种植于盆腹腔。巨大卵巢囊肿可以先穿刺放液,但要保护好周围组织,预防囊液外溢,放液速度宜慢,以免腹腔压力骤降发生休克可能。

4. 卵巢交界性或低度潜在恶性上皮性肿瘤的处理是什么?

此类肿瘤多发生于生育年龄妇女,常为早期,在临床上有一定恶性上皮卵巢癌组织学特点,恶性程度较低,对化疗不甚敏感,多为晚期复发,而且复发多仍为卵巢交界性肿瘤。根据上述特点,通常可以切除一侧附件而保留生育功能,可不行分期手术,术后多不需化疗。对于双侧交界性卵巢肿瘤,只要有正常卵巢组织存在,也可切除卵巢肿瘤保留生育功能。对于晚期、年龄较大或无生育要求患者可行全面分期手术或肿瘤细胞减灭术。原则上不给予术后辅助化疗。

5. 恶性卵巢上皮性肿瘤的治疗包括什么?

治疗原则以手术为主,辅以化疗、放疗及其他综合治疗。手术是治疗卵巢上皮癌的主要手段,应根据术中探查及冰冻病理结果,决定手术的范围,手术的彻底性与预后密切相关。早期患者应行全面的分期手术。若想保留生育功能,应谨慎和严格选择,必须满足如下条件:年轻并且渴望生育;Ⅰa期;细胞分化良好;对侧卵巢外观正常,剖探隐性;有良好的随诊条件。待完成生育后视情况再切除子宫及对侧附件。晚期卵巢上皮癌患者,应行肿瘤细胞减灭术,手术尽最大努力切除原发灶和转移灶,手术困难者,可先行1~2次先期化疗后再手术治疗。对于卵巢癌复发患者手术的价值目前尚有争议,手术主要用于解除肠梗阻,切除孤立复发病灶。

6. 卵巢上皮癌的化疗是怎样的?

化学药物治疗是卵巢上皮癌的主要辅助治疗,常用于术后杀灭残余病灶,控制复发;也可用于复发病灶的治疗;对于暂时无法手术的晚期患者,化疗可以促使肿瘤缩小,为手术创造条件。常用的一线化疗方案为紫杉醇和铂类药物联合化疗,一般为 6~8 个疗程。

7. 卵巢上皮癌的其他治疗方法有哪些?

放射治疗对于卵巢上皮癌治疗价值有限;免疫治疗为综合治疗手段之一,目前临床应用较多的是细胞因子治疗,如白介素 -2、干扰素、胸腺肽等,均作为辅助治疗;近年来,肿瘤靶向治疗成为国内外关注的焦点,尤其是表皮生长因子受体抑制药,血管生长因子抑制药的研究显示出良好应用前景,随着转化医学的进一步发展和完善,靶向治疗将成为卵巢癌治疗的重要方法。

8. 卵巢生殖细胞肿瘤的治疗原则有哪些?

(1)良性生殖细胞肿瘤:单侧良性肿瘤可行肿瘤剥除术或患侧附件切除术,双侧也可剥除肿瘤,保留正常卵巢;对于围绝经期妇女可行全子宫及双侧附件切除术。

(2)恶性生殖细胞肿瘤:多发于年轻女性,希望保留生育能力。常为单侧发病,即使复发也很少累及子宫和对侧卵巢,该类肿瘤对化疗十分敏感。因此,肿瘤无论期别早晚,只要没有累及对侧卵巢和子宫,均可以行保留生育手术而仅切除患侧附件,是否行全面分期手术,目前仍存在争议。卵巢恶性生殖细胞肿瘤对化疗十分敏感,常用 PEB/PVB 方案,一般 3~6 个疗程。放疗为手术和化疗的辅助治疗,无性细胞瘤对放疗敏感,颗粒细胞瘤对放疗中度敏感。

9. 卵巢性索间质肿瘤的治疗包括什么?

(1)良性性索间质肿瘤:年轻妇女患单侧良性肿瘤应行肿瘤剥除术或患侧附件切除术,双侧也可剥除肿瘤,保留正常卵巢;对于围绝经期妇女可行全子宫及双侧附件切除术。卵巢纤维瘤、卵巢泡膜细胞瘤和硬化性间质瘤是良性肿瘤,可依上述原则处理。

(2)恶性卵巢性索间质肿瘤:Ⅰ期希望生育的年轻患者,可考虑行患侧附件切除术,保留生育能力,但应行全面分期手术;不希望生育的患者应行全子宫及双侧附件切除术和确定分期的手术;晚期患者应行肿瘤细胞减灭术。以铂类为基础的联合化疗能有效改善此类患者的治疗结局,术后常用化疗方案为 PAC、PEB、PVB,一般化疗为 6 个疗程。

10. 卵巢转移性肿瘤的治疗是怎样的?

转移性肿瘤的处理决定于原发病灶的部位和治疗情况,需要多学科协作,共同诊治。治疗原则是有效的缓解和控制症状,但大多治疗效果不好,预后差。

11. 分期手术和肿瘤细胞减灭术有区别吗?

对于早期卵巢癌,全面分期手术是治疗的重要组成部分,而对晚期卵巢癌施行的手术则称为肿瘤细胞减灭术。①早期患者的全面分期手术:须遵循以下操作以便术后准确分期,指导术后治疗及随访:足够大的腹部纵切口,全面探查;收集腹腔积液,若无腹腔积液则取盆腹腔冲洗液(盆腔、结肠侧沟、横膈);横结肠以下水平大网膜切除;选择性盆腔和腹主动脉旁淋巴结切除术(至少达到肠系膜下动脉水平,最好达到肾静脉水平),单侧肿瘤至少切除同侧盆腔淋巴结;仔细的盆腹腔探查,活检或切除所有可疑病灶、肿物或粘连;正常活检部位包括:右侧横膈下侧面、膀胱腹膜反折、子宫直肠陷凹、双侧结肠旁沟和双侧骨盆侧壁;全宫及双侧附件切除;黏液性肿瘤切除阑尾②再分期手术:是指初次手术并没有明确分期,比如急诊手术后病理提示恶性,术后也未进行化疗而施行的全面探查和分期手术;③初次肿瘤细胞减灭术:对于晚期卵巢癌患者,术后残留病灶的体积是预后重要因素。所以,我们应尽最大努力切除原发病灶及一切肉眼可见的转移病灶,满意的肿瘤细胞减灭术要使残余病灶直径小于1cm。如果患者病情允许,应先行手术治疗,手术内容包括:足够大的纵向切口;腹腔积液或盆腹腔冲洗液的细胞学检查,但对盆腹腔腹膜明显受累,细胞学检查并不改变分期;全子宫、双侧附件及盆腔包块的切除,卵巢动、静脉高位结扎;切除大网膜,受累网膜必须切除,如果小网膜受累也应该切除;系统的盆腔及腹主动脉旁淋巴结切除,对探查发现的可疑受累或增大的淋巴结也应切除,与切除增大淋巴结相比较,系统性盆腔和腹主动脉旁淋巴结切除并不能够延长患者的总生存期,但可以略延长患者的无进展生存;阑尾切除以及受累肠道病灶的处理;为达到满意的肿瘤细胞减灭术,术中可能需要切除肠管,或施行前盆腔廓清术、后盆腔廓清术、全盆腔廓清术,甚至上腹部廓清术;④间歇性细胞减灭术:对部分晚期卵巢癌患者,由于一般状况差,不适合立即手术,可以先给予 2~3 个疗程的化疗,待一般状况改善、病情稳定后进行肿瘤细胞减灭术,术后继续化疗。尤其对有大量胸腔积液或腹腔积液的患者特别有用。对首次肿瘤细胞减灭术不满意,特别是手术不是由妇科肿瘤专科医生完成者,也可在 2~3 个疗程化疗后再行间歇性细胞减灭术。目前循证医学证据已经表明这种治疗策略至少不影响最终的疗效,它可以明显的提高手术的质量,减少手术并发症,降低了手术难度,也不失为一种好的治疗决策;⑤再次肿瘤细胞减灭术:是指对残余肿瘤或复发的肿瘤施行的手术,如果没有有效的二线化疗药物,该手术的价值极为有限。

12. 什么情况需要二次探查手术?

二次探查术是指经过满意的肿瘤细胞减灭术后 1 年内,并施行了 6 次以上的化疗,妇科检查、实验室检测及影像学等检查均无复发迹象,而进行的再次探查术,目的是了解盆腹腔有无复发病灶,作为后续治疗的依据。但是,近年的研究发现其并不能改善患者的生存时间及预后,现以很少使用。卵巢上皮交界性肿瘤、早期上皮癌、卵巢恶性生殖细胞肿瘤、恶性性索间质肿瘤不做二探手术。

13. 卵巢癌能不能施行腹腔镜下的微创手术?

腹腔镜手术以其微创的特点已深入民心,但腹腔镜下的卵巢癌手术是难度较大的一类手术,也是颇受争议的手术方式。绝大多数妇科肿瘤专家不主张用腹腔镜下的手术方式治疗晚期的卵巢恶性肿瘤,因此,腹腔镜手术一般仅适用于早期上皮性癌和生殖细胞肿瘤,而且必须符合以下条件:肿瘤的直径小于10cm;盆腹腔内未见明显的转移病灶;术者有足够的经验、技术和设备以完成整个手术。腹腔镜手术仅用于以下几个方面:卵巢恶性肿瘤的诊断及病情的程度评估;早期卵巢恶性肿瘤的全面分期手术(包括腹腔镜探查活检术、大网膜切除术、全子宫及双侧附件切除术、盆腔及腹主动脉旁淋巴结切除术);卵巢癌的腹腔镜再分期手术。所以说,微创是一种理念,应牢记:微创随时都可以变成巨创。

14. 什么是卵巢癌的新辅助化疗?

卵巢癌的新辅助化疗是指在明确卵巢癌的诊断后,选择相应有效的化疗方案给患者进行化疗,一般为2~3个疗程,然后再进行肿瘤细胞减灭术,也称为先期化疗。先期化疗的目的是:减少肿瘤的负荷;提高肿瘤细胞减灭术的质量;改善患者的预后。可以选择腹腔化疗、动脉化疗或全身静脉化疗。化疗应尽量个体化,重视疗效的评估以及毒副反应的监测,及时调整化疗药物的计量以及方案。

15. 卵巢癌可以选择放疗吗?

放疗不是卵巢恶性肿瘤的首选治疗方式,一般作为手术或化疗后辅助治疗,某些卵巢恶性肿瘤对化疗敏感,如无性细胞瘤。其他类型的肿瘤很少选用。

16. 早期的卵巢上皮癌也容易复发吗?

即使是早期卵巢癌,也有一些易复发的高危因素:术前或术中肿瘤包膜破裂;肿瘤生长于表面;低分化者;与临近周围组织粘连致密;透明细胞癌;盆腹腔冲洗液阳性;有卵巢外转移。有高危因素的患者,因预后不良,需要术后辅助化疗。建议给予TC方案化疗3~6个疗程。

17. 影响晚期卵巢癌预后的危险因素有哪些呢?

满意的肿瘤细胞减灭术加术后合理的化疗是预后的关键,有些危险因素也影响其预后:年轻者,尤其是小于 50 岁预后较好;期别越晚预后越差;分化越低,5 年生存率越低;初次手术越彻底,预后越好,反之越差;浆液性癌、透明细胞癌较黏液性癌及子宫内膜癌预后差;有腹膜后淋巴结转移者预后差;肿瘤细胞减灭术后 4 周,肿瘤标志物下降不满意,或术后 2 个月未降至正常水平,预后差。

18. 卵巢肿瘤的随访与监测包括什么?

卵巢良性肿瘤术后应定期行妇科检查,专科随访。卵巢恶性肿瘤因其易于复发,更应长期随访与监测。

(1)症状、体征、全身及盆腔检查,每次随诊均应进行盆腔检查,可以更为直观的了解盆腔及阴道残端的情况。

(2)特异性肿瘤标志物的检查。

(3)影像学检查:超声、CT、MRI 等。

(4)必要时 PET 检查。

(5)术后随访时间:术后 1 年,每个月 1 次;术后 2 年,每 3 个月 1 次;术后 3 年,每 6 个月 1 次;3 年以上者,每 1 年 1 次。

19. 哪些征象提示卵巢癌复发呢?

在术后监测的过程中如果出现以下征象则提示复发:盆腔检查触诊发现肿物或腹部触诊发现肿物;发现腹腔积液,并在腹腔积液中找到肿瘤细胞;胸部 X 线发现肺部阴影;影像学检查有阳性发现;开腹二次探查术或腹腔镜探查术发现复发病灶,并经病理证实;盆腹腔冲洗液细胞学检查阳性;肿瘤标志物由阴转阳。

第六节　卵巢肿瘤的预防

1. 怎样预防卵巢肿瘤?

卵巢肿瘤目前病因不详,难有行之有效的预防手段。但如果加强大众科普宣教,提高广大女性防病意识,并积极采取措施对高危人群进行严密监测随访,早期诊治可改善预后。

(1)开展科普宣教,提倡高蛋白、富含维生素 A 的饮食,避免高胆固醇食物。高危妇女可服避孕药预防。

(2)对高危人群进行筛查:将 BRCA 基因监测用于卵巢癌高危人群的筛查。筛查的主要内容包括:风险评估、遗传咨询和 BRCA 基因检测。对筛查认为高危的患者进行适当的医疗干预。

(3)重视卵巢肿瘤的诊治:30 岁以上妇女建议每年行妇科检查;高危人群每半年检查一次,早期发现或排除卵巢肿瘤。对于卵巢实性肿瘤或直径大于5cm 者应及时给予切除。重视青春期前、绝经后或生育年龄口服避孕药妇女发现卵巢肿大应及时明确诊断,对于诊治不清或治疗无效者应及时手术干预,早期诊治。

(4)对于有胃肠癌和乳腺癌女性患者,治疗后应严密随访,定期行专科检查,明确有无卵巢转移。

2. 什么是卵巢肿瘤的心理治疗?

郎景和院士在他《妇科肿瘤的故事》中写到"在严重威胁健康和生命的癌魔面前,保持冷静、建立信心,是极为难能可贵的。"他鼓励患者要"与癌共舞",他劝诫患者要"既来之,则安之。"遭遇不幸,恐惧、焦虑、悲观、绝望这些不良的精神状态都不利于疾病的恢复。而和睦的家庭氛围、夫妻关系、友好的人际关系以及乐观的性格都是战胜困难的法宝。就像台湾圣严法师说的,当我们遇到困难时,要面对它、接受它、处理它、放下它。用这四它法则来处理问题,积极平和的面对一切,和医生携手共同面对疾病的挑战。所以,要建立良好的医患关系,医患要相互信任,医生要启发患者和病魔做斗争的能动性,帮助患者改变其自身的心理状态,增加其战胜病魔的信心。心理治疗的形式多种多样,可以是咨询的形式,或是音乐疗法,适当体育锻炼,如瑜伽也是不错的选择。总之,因人而异,因病而异。心魔去除了,病魔也就没那么可怕了!

（张志强）

下 篇
妇科肿瘤专家介绍

注:下篇专家介绍相关信息仅供参考,实际信息以医院官网为准

一、华北地区

（一）北京市

郎景和

姓 名	郎景和	职 称	教授、主任医师
科 室	妇产科	现任职务	中国工程院院士 北京协和医院名誉主任
工作单位	北京协和医院		
出门诊时间	每周四下午		
参加的学术组织及任职	中国工程院院士 北京协和医院妇产科名誉主任 中华医学会妇产科分会主任委员 中国医师协会妇产科分会会长 英国皇家妇产科学会理事 美国妇产科学会荣誉理事 美国妇科内镜学会理事 欧洲妇科内镜学会理事 亚太地区妇科内镜学会主席		
学术成就	从事妇产科医疗、教学、科研50年，临床经验丰富，技术全面。对子宫内膜异位症的发病机制进行研究，提出"在位内膜决定论"和"源头治疗说"；在卵巢癌淋巴转移的研究及对妇科内镜手术、宫颈癌防治、女性盆底障碍性疾病的诊治及基础研究方面均有突出贡献。获国家科技进步奖，卫生部、教育部、中华科技进步奖及北京科技奖等8项，并荣获2004年度何梁何利科技进步奖、2005年北京市劳动模范、全国五一劳动奖章及全国高校教学名师称号等。发表学术论文600余篇，主编（译）著作30部，个人专著20部		
专业特长	在妇科肿瘤、子宫内膜异位症及子宫腺肌症、妇科内镜、女性盆底功能障碍性疾病、女性生殖道畸形等领域均有卓越的成就及建树		

张震宇

姓 名	张震宇	职 称	教授、主任医师
科 室	妇产科	现任职务	科室主任
工作单位	首都医科大学附属北京朝阳医院		
出门诊时间	周四上午		
参加的学术组织及任职	中华医学会妇产科学会常务委员 中华医学会妇产科分会内镜学组副组长 北京医学会妇产科分会副主任委员 中国医师协会妇产科分会副会长兼总干事 北京医师协会妇产科医师分会副会长 北京医学会妇科肿瘤分会副主任委员 《中华妇产科杂志》副总编		
学术成就	北京市学术与技术带头人,主要从事妇科肿瘤的应用基础研究与临床工作。擅长妇科肿瘤以手术为主的综合治疗 承担国家自然科研基金2项,多项国家、省部级科研项目。发表医学学术论文100余篇,SCI收录51篇		
专业特长	妇科各类肿瘤的手术治疗		

王世军

姓　名	王世军	职　称	教授、主任医师
科　室	妇产科	现任职务	妇产科主任
工作单位	首都医科大学宣武医院		
出门诊时间	周三、周五上午		
参加的学术组织及任职	中国医师协会妇产科医师分会委员 中国医师协会妇产科医师分会 MINI 腹腔镜学组副组长 中国预防医学会生殖健康专业委员会常务委员 中国妇幼保健协会妇幼微创专业委员会常务委员 中国医疗保健国际交流促进会（医促会）腔镜内镜专业委员会常务委员 中国中医药研究促进会中西医结合妇产与妇幼保健分会常务委员 中国医疗保健国际交流促进会（医促会）委员 北京医学会妇产科分会常务委员 北京医学会妇科肿瘤专业委员会委员 北京医学会妇科内镜专业委员会委员 中国医疗保健国际交流促进会（医促会）委员 《中国妇产科临床杂志》编委等学术兼职 首都医科大学妇产科学系副主任		
学术成就	主持省部级课题1项，市级课题1项，院级课题2项；参加完成市级课题1项，院级课题2项 第一作者或通讯作者发表科研论文13篇，其中，SCI 文章2篇，核心统计源期刊文章11篇 参编著作、翻译译著共7部		
专业特长	妇科肿瘤、妇科内镜		

王建六

姓　名	王建六	职　称	教授、主任医师
科　室	妇产科	现任职务	副院长、妇产科主任
工作单位	北京大学人民医院		
出门诊时间	周四全天		
参加的学术组织及任职	中华医学会妇科肿瘤分会常务委员 中华医学会妇产科学分会委员 全国女性盆底疾病学组副组长 国家卫计委妇科内镜培训专家组副组长 中国医师协会妇产科分会委员 中国整形美容协会女性生殖整复分会会长 中国抗癌协会妇科肿瘤专业委员会常务委员 中国医药健康促进会妇产科分会副主任委员 中华预防医学会生殖健康分会副主任委员 中国优生科学协会阴道镜和宫颈病变分会副主任委员 北京市医学会妇产科专委会主任委员 北京市医师协会妇产科分会会长 中国研究型医院学会妇产科学专业委员会主任委员 J of Gynecol surgery，Int J Ob & Gyn Res，J Gynecol Oncology 等国际杂志编委 《中国妇产科临床杂志》副主编 《中华妇产科杂志》《中国实用妇科与产科杂志》《实用妇产科杂志》《现代妇产科进展》《国际妇产科杂志》《妇产与遗传》《中国医刊》等杂志常务编委和编委		
学术成就	承担国家级及省部级课题26项，发表论文300余篇，获省部级科技成果8项，主编（译）专著18部 曾获霍英东基金会教师奖和卫生部优秀科研人才、吴阶平 - 杨森医学药学奖（2013）、科学中国人（2016）等称号		
专业特长	本人自大学毕业30年，一直从事妇产科医、教、研工作。重点研究妇科恶性肿瘤和盆底功能障碍性疾病的诊疗工作		

向 阳

姓 名	向 阳	职 称	教授
科 室	妇产科	现任职务	妇产科学系副主任
工作单位	北京协和医院		
出门诊时间	周一下午、周二全天		
参加的学术组织及任职	国际滋养细胞肿瘤学会执行主席 中华医学会妇科肿瘤分会副主任委员 中国医师协会妇产科分会妇科肿瘤专业委员会主任委员 中国医师协会整合医学分会妇产疾病整合专业委员会主任委员 中华医学会妇产科学分会委员 中国抗癌协会妇科肿瘤专业委员会常务委员 中国优生科学协会阴道镜和宫颈病理学分会（CSCCP）常务委员 北京医学会妇科肿瘤分会主任委员 北京医学会妇产科分会副主任委员 北京医师协会妇产科分会副会长		
学术成就	于1998年及2000年两次获得北京市科技进步二等奖，2005年及2007年两次获得中华医学科技奖，2006年获得国家科技进步二等奖，2016年获得北京市医学科技奖一等奖，2017年获得高教部科技进步二等奖、北京市科技进步二等奖、华夏医学科技奖二等奖。于2004年获得由人事部等七部委授予的"首批新世纪百千万人才工程国家级人选"称号，并享受国务院政府特殊津贴		
专业特长	主要致力于妇科良恶性肿瘤的诊断与治疗。对妇产科疑难杂症的诊治具有丰富的临床经验。擅长各类妇科肿瘤的腹腔镜手术		

刘崇东

姓 名	刘崇东	职 称	教授、主任医师
科 室	妇产科	现任职务	无
工作单位	首都医科大学附属北京朝阳医院		
出门诊时间	周二、周四上午		
参加的学术组织及任职	中国医师协会妇产科分会委员 中国医师协会妇产科分会内异症专业组委员 北京医师协会激光分会妇科组副组长 《中国计划生育和妇产科杂志》编委 IJGO 及 JIMG 英文杂志中国版编委 实用妇科内分泌杂志（电子版）编委会委员 中华医学会妇产科分会、中国医师协会妇产科分会、AAGL、FIGO、亚太地区腔镜协会会员		
学术成就	从事妇产科临床工作26年，主要研究方向为子宫内膜异位症、妇科肿瘤性疾病的基础和临床研究。擅长子宫内膜异位症、妇科肿瘤的综合治疗 承担多项国家、省部级科研项目。发表医学学术论文20余篇，SCI 收录5篇		
专业特长	妇科常见病、多发病的诊断和治疗，尤其子宫内膜异位症的综合治疗		

米　鑫

姓　名	米　鑫	职　称	主任医师
科　室	妇产科	现任职务	副院长、妇产科主任
工作单位	北京顺义区妇幼保健院		
出门诊时间	周一		
参加的学术组织及任职	卫生部内镜与微创专业技术全国考评委员会委员 国家卫生和计划生育委员会内镜与微创医师定期考核专家委员会 妇科内镜微创技术推广专家委员会常务委员 中国医师协会内镜分会妇科内镜与微创专业委员会委员 中国医师协会妇产科分会第三届委员会委员 中国医师协会妇产科分会能量分院专家委员会委员 中国及亚太地区微创妇科肿瘤协会专家委员会委员 中国优生科学协会阴道镜和宫颈病理学分会第一届委员（CSCCP） 北京医师协会妇产科医生分会理事 北京医学会妇产科分会委员 北京妇科内镜分会常务委员 北京计划生育分会副主任委员 北京医学会肿瘤分会委员 中国医院协会妇产医院管理分会第三届委员会委员 中国研究型医院学会妇产科学专业委员会委员 中国妇幼保健协会妇幼微创专业委员会委员 中国医药教育协会妇科专业委员会委员 郎景和院士专家工作站第二届驻站专家 白求恩基金管理委员会副主任委员 妇产与遗传杂志编辑委员会（电子版）编委 中国医师协会《医师在线内镜专刊》第一届编委会副主编 《中国实用妇产科杂志》编委会委员 欧洲避孕与生殖健康学会官方杂志《欧洲避孕与生殖健康》中文版编辑委员会委员 中国妇幼保健协会盆底康复专业委员会委员 中国医药卫生文化协会女性健康文化委员会副主任委员		
学术成就	意大利锡耶纳大学访问学者；"北京百名优秀青年医师"；2次评为"北京卫生系统先进个人"。2005年获顺义区科技进步一等奖和三等奖各1项；2007年获顺义区科技进步三等奖2项；2011年获顺义区科学技术奖三等奖1项；2013年获顺义区科学技术奖二等奖1项		
专业特长	妇科肿瘤；妇科盆底；妇科微创已完成妇科微创手术12 000例		

孙大为

姓　名	孙大为	职　称	教授
科　室	妇产科	现任职务	无
工作单位	北京协和医院		
出门诊时间	周二、周四下午		
参加的学术组织及任职	中华医学会妇产科分会妇科内镜学组委员 中国医师协会妇产科分会内镜委员会委员及单孔学组组长 中国医药教育协会加速康复外科专业委员会副主任委员 《中华腔镜外科杂志》副总编辑		
学术成就	在子宫内膜异位症的基础和临床研究、妇科肿瘤的治疗、妇科影像学及介入治疗、妇科腹腔镜等方面有一定的造诣。完成部级科研基金项目（子宫内膜异位症的介入治疗等）3项，其中《超声波引导下子宫内膜异位囊肿穿刺及乙醇注入治疗的研究》为国内首创，现已成为国内妇科常规治疗方法，成果获得北京市科学进步二等奖（1998年）；其后在子宫内膜异位症的发病机制、临床药物治疗、手术治疗等方面深入研究，课题组成果《子宫内膜异位症的基础与临床研究》获得国家科学技术进步二等奖（2006年），获得卫生部科学进步二等奖（2005年）；主编医学专著《妇科单孔腹腔镜手术学》，共同编写的医学专著《中华妇产科学》等		
专业特长	妇科肿瘤的治疗，妇科影像学及介入治疗，妇科腹腔镜		

李华军

姓　名	李华军	职　称	教授、主任医师
科　室	妇产科	现任职务	无
工作单位	北京大学第三医院		
出门诊时间	周二上午、周四全天		
参加的学术组织及任职	中国医师协会妇产科医师分会妇科专家委员会委员 中国医师协会中国妇产科学院能量分院专家委员会委员 中华医学会妇产科分会妇科内镜学组成员 北京大学医学部妇产科学系成员 北京中西医结合学会妇产科委员会委员 《中华妇产科杂志》审稿专家 《中国计划生育和妇产科》编委 《中国妇产科临床杂志》审稿专家 《美国微创妇科杂志(中文版)》编委		
学术成就	从事妇产科临床工作近30年,在我国较早开展了腹腔镜卵巢癌肿瘤细胞减灭术、腹腔镜子宫内膜癌分期手术、腹腔镜宫颈癌广泛性子宫切除术、腹腔镜深部浸润型子宫内膜异位症手术 参与或主持多项国家科研项目,如国家"十五"科技攻关重点项目,国家自然科学基金面上项目,卫生部临床重点项目。在 SCI 收录杂志和国内核心期刊发表学术论文多篇,曾获国家科技进步二等奖,北京协和医院科研成果三等奖等		
专业特长	妇科肿瘤,子宫内膜异位症		

宋 磊

姓 名	宋 磊	职 称	主任医师
科 室	妇科	现任职务	无
工作单位	解放军总医院		
出门诊时间	周二、周四下午		
参加的学术组织及任职	中国医师协会妇产科分会副会长 中华医学会妇产科学会常务委员 中华医学会妇科肿瘤学会常务委员 中央军委保健委员会委员 《中华妇产科杂志》《中国实用妇产科杂志》《中国妇产科临床》《现代妇产科进展》《军医进修学院学报》《国际妇产科杂志》(中文版)等杂志编委		
学术成就	参编专著10部,发表论文70余篇。获军队医疗成果奖二等奖1项、军队科技进步三、四等奖各1项		
专业特长	擅长卵巢癌细胞减灭术,外阴癌根治术、子宫及宫颈广泛切除术等妇科恶性肿瘤手术,同时其改良的经阴道手术,如阴式广泛子宫切除手术、保留子宫的广泛宫颈切除术、阴道成形术等已形成手术系列		

孟元光

姓　名	孟元光	职　称	教授、主任医师
科　室	妇产科	现任职务	科室主任
工作单位	解放军总医院		
出门诊时间	周二下午、周四上午		
参加的学术 组织及任职	中华医学会妇科肿瘤学分会委员 中华医学会妇产科分会内镜学组委员 中华预防医学会生殖健康分会副主任委员 中国研究型医院协会妇产科专业委员会副主任委员 中国医师协会微无创医学专业委员会常务委员 中国医师协会妇产科分会委员 北京医学会妇产科分会副主任委员 全军第十届医学科委会妇产科专业委员会副主任委员 中华医学会北京分会妇科肿瘤学会副主任委员 同时担任多家杂志的常务编委和编委		
学术成就	作为第一责任人承担国家、省部级及院级课题10余项,以第一或通讯作者发表 SCI、Medline 及统计源期刊论文60余篇,2006年获军队医疗成果二等奖1项。2006年获得解放军总医院科技进步一等奖1项;2007年获解放军总医院"突出贡献奖";2011年获恩德斯医学科学技术奖(内镜微创名医奖),2015年获"科学中国人(2014)年度人物",2016年获中国医学会第八届全国医学教育技术优秀成果奖。2016年中国产学研合作创新奖,多年来带教博士生15名,硕士24名,博士后3名		
专业特长	妇科良恶性肿瘤的微创治疗、精准治疗及综合治疗		

段仙芝

姓 名	段仙芝	职 称	教授、主任医师
科 室	妇产科	现任职务	无
工作单位	首都医科大学附属北京同仁医院		
出门诊时间	周一下午、周三上午		
参加的学术组织及任职	首都医科大学附属北京同仁医院妇产科主任医师,教授,硕士研究生导师,国务院政府特殊津贴专家 北京协和医学院肿瘤医院肿瘤研究所客座教授 中国医师协会妇产科分会常务理事 中国癌症基金会理事		
学术成就	2002年赴日本东京医科大学医院进修、学习;2005年赴美国威氏康辛大学医学短期学者访问。参加多项国内外学术会议并发表论文93篇,培养研究生27名,在读研究生5名。编写《妇产科临床实践与研究》2004年发表,《妇产科临床教学》2006年发表,先后主持9项重大科研课题项目,参与10多项国际国内科研项目,在内蒙古地区12个盟市应用多种方法宫颈癌筛查20万余人,研究成果多次获得省部级科研成果奖励。2016年获第五届妇产科好医生"林巧稚杯",2017年获内蒙古自治区科学技术进步二等奖		
专业特长	具有全面的妇产科临床工作能力,能准确诊断和妥善处理各种妇产科疑难病症,擅长进行妇产科疑难手术。在妇科肿瘤、宫颈病变诊断和治疗、异常子宫出血、宫腔镜诊断和治疗等方面积累了丰富的临床经验。主要研究方向妇科肿瘤,肿瘤微创治疗及宫颈病变的诊断与治疗		

郭红燕

姓 名	郭红燕	职 称	主任医师
科 室	妇产科	现任职务	妇产科副主任、妇科主任
工作单位	北京大学第三医院		
出门诊时间	每周一全天、周四上午		
参加的学术组织及任职	北京大学妇产科学系副主任 北京大学第三医院临床流行病学教研室副主任 中华医学会妇科肿瘤分会委员 中国抗癌协会妇科专业委员会委员 中华医学会妇产科分会腔镜学组委员 ASCCP(中国阴道镜宫颈病变协会)常务委员 北京医学会妇科肿瘤分会常务委员 北京医师协会妇科内镜组常务委员 中华医学会妇科内镜组常务委员 医促会妇产科分会等多个协会的常务委员 北京市海淀区两癌筛查宫颈癌小组组长 《实用妇产科杂志》《中国微创外科杂志》《中国妇产科临床》《Journal of minimally invasive Gynecology》等多个期刊的常务编委和编委		
学术成就	妇科恶性肿瘤综合治疗,特别擅长微创治疗,保留生育功能的治疗,延长患者存活率及改善生活质量;卵巢癌的耐药与干细胞研究;卵巢癌的早期诊断;新技术的开拓与创新;子宫内膜异位症疼痛综合治疗;慢性盆腔痛规范诊疗的建立及探索;申请国家自然科学基金等省部级项目,与北京大学多项关于肿瘤基础和临床研究相关的科研基金。发表学术论文80余篇,SCI收录20余篇。获得多项科研基金的资助		
专业特长	妇科肿瘤及子宫内膜异位症和慢性盆腔疼痛的综合诊治		

廖秦平

姓　名	廖秦平	职　称	教授、主任医师
科　室	妇产科	现任职务	北京清华长庚医院妇儿部部长兼妇产科主任
工作单位	北京清华长庚医院		
出门诊时间	周一、周三上午		
参加的学术组织及任职	2016年至今,中国抗衰老协会女性健康专委会主任委员 2016年02月,妇幼健康研究会女性生殖道感染专业委员会主任委员 2016年02月,妇幼健康研究会妇女儿童肥胖控制专业委员会名誉主任委员 2015年11月,北京医学会妇产科分会第十二届副主任委员 2013年04月至今,中国性学会专业委员会第五届副主任委员 2011—2014年,北京医学会妇产科分会副主任委员 2009年至2013年04月,中国性学会专业委员会第四届副主任委员 2012年至今,北京中西医结合学会第七届妇产专业委员会副主任委员 2012—2015年,中国医师协会妇产科医师分会副会长 2012年至今,北京微生态学专业委员会副会长		
学术成就	廖秦平教授从医30余年来,一直奋战在妇产科临床工作第一线,是转化医学和精准医疗的优秀践行者。在妇科肿瘤、妇产科感染和女性性学领域都取得了突出的成就 她一直坚信"炎症"与"癌症"间有着千丝万缕的联系,作为中华医学会妇产科感染疾病协作组组长,她率先在国内开展妇科感染领域的相关研究。在过去的10余年中,她先后牵头完成8项感染相关的国家级省部级重大课题,并牵头制订了我国各种阴道炎、盆腔炎诊治规范,填补了我国妇产科感染领域空白。并率先提出了阴道微生态评价体系,纠正了单一以白细胞升高才诊断"炎症"的阴道感染的概念,强调了女性阴道微生态环境的紊乱是下生殖道炎症的前奏,强调阴道微生态系统评价的意义。自2009年03月由廖秦平教授牵头负责,感染协作组的各位专家参加的卫计委批复的"女性生殖道感染诊治规范的基层培训及推广"培训工作,现已举办到第7年。培训总计600余场,培训人员达15万人次。为推动我国妇产科医务人员对感染疾病的理论提高和规范化诊治做出了巨大的贡献 她早在2002年即开始在妇科肿瘤领域对子宫内膜癌中雌、孕激素受		

学术成就	体表达进行相关研究,结果显示在子宫内膜癌中 ER 和 PR 亚型表达是失衡的,并与肿瘤分化、手术病理分期、淋巴转移相关;该项研究对于了解子宫内膜癌的发病机制、估计临床预后和选择内分泌治疗及确定高危人群,具有重要意义。其研究工作2008年获得了北京市科学技术三等奖,廖教授是第一获奖人
	针对我国子宫内膜癌发病率逐年增高、缺乏有效的早期检测手段的状况,她率先在国内开展子宫内膜细胞学筛查内膜癌的相关研究,承担了多项相关科研课题,并逐步完善子宫内膜细胞学的评价体系和处理规范,提出我国城区和经济发达的地区在40岁以上及有子宫内膜癌高危因素的女性进行内膜癌的筛查策略,该项工作的推广将使我国内膜癌阻断在癌前阶段,从而可大幅减少我国内膜癌的发生,提高我国子宫内膜癌的防治水平
	在宫颈癌筛查领域,廖教授率先在国内开展了临床 HPV 分型检测工作,最早在我国提出将 HPV 分型检测用于宫颈癌筛查,并根据她在我国前期临床研究结果提出了宫颈细胞学结果正常而 HPV16、18、31、33型阳性者也应行阴道镜检查,从而减少因细胞学阴性而出现的漏诊,提高了宫颈病变的检出率。由于她们的宫颈癌分层筛查的策略及相关工作,2015年获得了教育部科技二等奖,她是第一获奖人
	廖秦平教授近年来先后在国内外相关主流杂志发表了300余篇关于妇科肿瘤、妇科感染性疾病及女性性学等方面有影响力的文章
	在妇产科领域,廖秦平教授走过了30余年的风风雨雨,除了她自己勤勤恳恳为患者服务、努力在学术领域专注的耕耘外,在她原来所在的北京大学第一医院妇产科当主任的10余年间她还培养、组建了一支水平高、技术全面的学科队伍。而今,廖秦平教授依然坚持在新的工作岗位上——北京清华长庚医院妇儿部担任妇儿部部长兼妇产科主任的工作,仍然坚持工作在临床第一线,致力于她所热爱的各项工作、解决临床的各种疑难杂症,不遗余力的培养新人,争分夺秒的为国家、为社会、为我国的妇幼保健事业在做出更大的贡献
专业特长	妇科肿瘤学、女性生殖道感染和女性性医学

翟建军

姓　名	翟建军	职　称	教授、主任医师
科　室	妇产科	现任职务	科室主任
工作单位	首都医科大学附属北京同仁医院		
出门诊时间	周一上午南区、周三上午西区		
参加的学术组织及任职	中国医师协会妇产科分会常务委员 北京妇产科学会常务委员 中国医促会微创外科分会常务委员 中国致公党医疗卫生专委会委员 北京医学会妇科肿瘤学会委员		
学术成就	主编出版专著妇产科学等4部 发表文章30余篇 获选北京亦庄经济开发区新创人才		
专业特长	妇科肿瘤,微创手术		

潘凌亚

姓 名	潘凌亚	职 称	主任医师
科 室	妇产科	现任职务	副主任
工作单位	北京协和医院		
出门诊时间	每周一、周四下午		
参加的学术组织及任职	中国女医师协会妇产科专业委员会副主任委员 中国医师协会妇产科分会委员 《基础医学与临床杂志》副主编 《英国医学杂志中文版》编委 《生殖医学杂志》编委 《中国妇产科临床杂志》编委 国家自然科学基金委员会通讯评审专家 国家药监局新药评审专家		
学术成就	致力于妇科恶性肿瘤的规范化、个体化、人性化以及微创化治疗。致力于妇科肿瘤、卵巢癌的应用基础研究。作为项目负责人先后承担国家自然科学基金7项,国家卫生部基金1项,北京市自然科学基金1项,北京协和医院重点基金1项。作为子课题负责人承担国家科技部慢病项目1项。获得国家知识产权局颁发的专利2项。指导博士和硕士研究生20余名,作为第一或通讯作者在国内外期刊发表文章和专著百余篇		
专业特长	妇科肿瘤及妇科		

魏丽惠

姓 名	魏丽惠	职 称	教授
科 室	妇产科	现任职务	无
工作单位	北京大学人民医院		
出门诊时间	周一上午		
参加的学术组织及任职	现任： 北京大学妇产科学系名誉主任 中国医师协会妇产科分会副会长 中国优生科学协会阴道镜及宫颈病理学分会主任委员 《中华妇产科杂志》副总编辑 《中国妇产科临床杂志》主编 曾任： 中华医学会妇产科学分会副主任委员 中华医学会妇科肿瘤学分会副主任委员 北京医学会妇产科学分会主任委员		
学术成就	先后承担国家级、部委和北京市、北大"985""211"等多项科研基金，在国内外发表300余篇论文，主编、参编专业书籍10余部；获奖：教育部自然科学二等奖，中华医学科技二等、三等奖2项，中华预防医学会三等奖，北京市科技成果三等奖，培养博士研究生68名		
专业特长	从事妇产科医疗、科研和教学工作50年，担任妇科主任多年，推进了人民医院妇科的学科建设，大力培养人才，使妇科能够不断持续性发展，保持人民医院妇产科的领先地位。在科研方面，主要在妇科肿瘤方面开展了多项研究。早年进行了卵巢癌的临床治疗；近年来进行了子宫内膜癌相关研究；并开展了宫颈癌及其癌前病变研究；推动开展了妇科盆底功能重建和子宫颈病变的临床和研究；近几年来推动我国妇科恶性肿瘤中宫颈癌的筛查与治疗，推动中国走向世界的学科带头人，提升了我国妇科恶性肿瘤研究领域在国际上的地位和影响		

（二）天津市

郝 权

姓 名	郝 权	职 称	主任医师
科 室	妇科肿瘤科	现任职务	科主任
工作单位	天津医科大学肿瘤医院		
出门诊时间	暂无		
参加的学术组织及任职	中国抗癌协会（CACA）妇科肿瘤委员会常务委员 中国抗癌协会（CACA）妇科肿瘤委员会外科组副组长 中国抗癌协会（CACA）妇科肿瘤委员会第一届青年委员会副主任委员 中华医学会妇科肿瘤学委员会委员 中国妇产科医院联盟核心专家 天津市抗癌协会妇科肿瘤学委员会副主任委员 中华医学会泌尿科委员 天津前列腺癌委员会成员 NCCN 中国卵巢癌、宫颈癌临床实践指南核心专家组成员（中文版） 全球学术协会会员 中美临床合作研究小组专家		
学术成就	带教指导国内外研究生和进修医师近百人，参与承担国家级、市局级课题10余项，并获得了国家自然科学基金、SCI 技术进步奖等3项。在国际国内核心期刊上发表论文近百篇		
专业特长	长期从事妇科和泌尿外科肿瘤学临床诊断、综合治疗和科研工作，尤其擅长根治性肾切除术、膀胱切除术、宫颈癌根治术、肿瘤细胞减灭术及卷毯式切除手术治疗卵巢癌和输卵管癌，分期手术治疗子宫内膜癌，根治性外阴切除术和腹股沟淋巴结清扫术。此外，还擅长化疗、放疗、免疫治疗、分子靶向治疗、基因治疗等。另外还对肿瘤相关基因、肿瘤免疫微环境、肿瘤干细胞、肿瘤治疗策略等科学和临床研究有丰富研究经验 2007在中国创建第一个"中国妇科肿瘤患者俱乐部"。目前，基于微信平台，成立了"中国妇科肿瘤学、爱心俱乐部"，与全国各地的患者以及医学、心理、护理和影像专家组，现经营"亚洲、北爱美国癌症俱乐部"		

（三）河北省

黄向华

姓 名	黄向华	职 称	教授、主任医师
科 室	妇产科	现任职务	主任
工作单位	河北医科大学第二医院		
出门诊时间	周四		
参加的学术组织及任职	中华医学会妇产科分会委员 中国医师协会妇产科医师分会委员 中华医学会妇产科分会盆底学组委员 河北省医学会妇产科分会主任委员 河北省医师协会妇产科医师分会候任主任委员 河北省妇产科质量管理与控制中心主任 河北省抗癌协会妇科肿瘤分会及河北省医学会妇科肿瘤分会副主任委员		
学术成就	河北医科大学学术带头人，International Urogynecology Journal 及 Tissue Engineering and Regenerative Medicine 审稿人，《中华妇产科杂志》《实用妇产科杂志》《中国计划生育与妇产科杂志》等杂志常务编委及编委。国家自然科学基金评审专家，并承担国家自然基金3项		
专业特长	妇产科工作30余年，积累了丰富的临床经验，擅长普通妇科，妇科泌尿及盆底重建、妇科肿瘤等领域的各种阴式、开腹、腹腔镜和根治性手术，通过创新与钻研解决了大量的疑难和复杂疾病，对复杂生殖道畸形的诊治也有独到之处		

(四)山西省

郝 敏

姓　名	郝敏	职　称	教授、主任医师
科　室	妇产科	现任职务	山西医科大学第二医院副院长、妇产科主任
工作单位	山西医科大学第二医院		
出门诊时间	周二下午		
参加的学术组织及任职	中华医学会妇产科学分会常务委员 中国医师协会内镜医师分会妇科内镜专业委员会副主任委员 中国妇幼保健协会妇幼微创专业副主任委员 中国医师协会妇产科分会常务委员 中国医师协会微无创专业委员会常务委员 中国医师协会内镜医师分会常务委员 中国医院协会妇幼保健分会常务委员 中国抗癌协会妇科肿瘤分会常务委员 中国医促会妇产科分会常务委员 山西省妇产科专业委员会主任委员 山西省内镜医师协会妇产科分会主任委员 山西抗癌协会妇科肿瘤分会主任委员 山西省医疗控制中心妇科诊疗技术质量控制部主任 首批卫生部四级妇科内镜手术培训基地负责人 分别担任《Obstetrics & Gynecology》(中文版)、高等学校临床医学类精品资源共享课及系列教材《妇产科学》、全国高等学校"十三五"医学规划教材《妇产科学》《中华妇产科杂志》《中国实用妇科与产科杂志》《生殖医学》《Journal of Minimally Invasive Gynecology Chinese Edition》《生殖与避孕》《妇产与遗传》《中华临床医师杂志》等10余家期刊及教材的副主编、常务编委及编委等		
学术成就	1. 推动妇科内镜技术的发展　自1983年参加工作以来,重点进行妇科肿瘤及妇科腹腔镜的临床及研究工作。1984年率先在全省开展了腹腔镜下激光术治疗妇科疾病,填补了我省妇产科学的许多空白。1992年"妇科腹腔镜手术治疗的临床研究"荣获卫生部科学技术进步三等奖。近年来在省内率先开展了很多高难度的妇科内镜四级手术,推动了山西妇科内镜的发展		

学术成就	2. 肿瘤研究方面　近年来一直致力于宫颈癌的研究。于2014年度成功获批卫生部行业科研专项项目,资助经费达2750万。在多年的宫颈癌病因、诊断、治疗、筛查研究中,以寻找HPV感染可能的协同因素为切入点,对p16INK4A、Cyclin E、CDK2、HSV-Ⅱ、CMV、叶酸、DNA甲基化等因素及其与HPV的交互效应进行了系列研究。积累丰富的科研设计、现场管理和调查、实验检测及临床治疗的工作经验。目前已发表相关论文40余篇,全国性学术大会交流15篇,出版论著2部。并获国家自然基金3项,部级科研课题3项,省级科研课题5项 3. 子宫内膜异位症研究方面　在子宫内膜异位症研究方面,郝敏教授早在1989年就发表了论文《腹腔镜在诊断子宫内膜异位症中的应用》,提出了腹腔镜诊断子宫内膜异位症的依据,大大提高了子宫内膜异位症的诊疗水平。近年来,她带领妇产科团队开展了腹腔镜下各种子宫内膜异位症手术(如卵巢子宫内膜异位囊肿剥除术、深部浸润型子宫内膜异位灶切除术等)、剖宫产术后腹壁子宫内膜异位症病灶切除术等,并在国内首次提出了盆腔粘连与子宫内膜异位症的关系、特点、临床特征及其与疼痛的关系,并制定了全新的盆腔粘连分级标准,该文献被许多学者引用。在子宫内膜异位症发病机制研究中,郝敏教授在国内较早成功地建立了异位内膜细胞体外培养体系,并对体外培养的细胞进行了生物学特性的检测,该研究成果达到国际先进水平,并获得山西省科技进步二等奖。近年来,郝敏教授在子宫内膜异位症与炎症方面的做了大量研究,提出了炎症反应可能在子宫内膜异位症发生、发展中起一定作用,为子宫内膜异位症的治疗提出新的思路
专业特长	妇科肿瘤、妇科内镜

（五）内蒙古自治区

王　刚

姓　名	王　刚	职　称	副主任医师
科　室	内五科	现任职务	副院长
工作单位	满洲里市人民医院		
出门诊时间	周二		
参加的学术组织及任职	2011年05月08日,呼伦贝尔市医学会呼吸病学分会第一届委员会委员 2016年07月15日,内蒙古自治区医学会血液学分会第六届委员会常务委员 2016年08月03日,内蒙古自治区医学会肿瘤内科学分会第二届委员会常务委员 2017年07月22日,内蒙古自治区医师协会血液科医师分会第一届委员会常务委员 2017年11月18日,内蒙古自治区医师协会肿瘤内科医师分会第一届委员会委员 2017年12月15日,内蒙古自治区医学会第五届肿瘤学分会青年委员会副主任委员 2018年03月17日,中国中医药研究促进会中西医结合妇产与妇幼保健分会委员		
学术成就	2011年11月,《C反应蛋白和肺功能测定在支气管哮喘中的临床意义》,中华预防医学杂志 2011年12月,《肺癌肿瘤标志物联合检测在临床应用中的价值》,包头医学院学报 2012年01月,《16例急性肺栓塞诊治及误诊临床分析》,包头医学院学报		
专业特长	妇科肿瘤、呼吸、气管镜、血液		

二、华东地区

（一）上海市

狄 文

姓 名	狄 文	职 称	教授、主任医师
科 室	妇产科	现任职务	副院长、科主任
工作单位	上海交通大学医学院附属仁济医院		
出门诊时间	周一全天特需门诊、周三上午		
参加的学术组织及任职	中华医学会妇产科学分会副主任委员 中国医师协会妇产科医师分会副会长 上海医学会妇产科学分会顾问 上海医学会妇科肿瘤分会主任委员 上海市医师协会妇产科医师分会副会长 上海交通大学医学院妇产科学研究所副所长 上海市妇科肿瘤重点实验室主任 重庆医学会妇产科分会副主任委员 《妇产科学》（国家卫计委住院医师规范化培训教材）主编 《妇产科学》（全国五年制、八年制教材）副主编 《中华妇产科杂志》《中国实用妇科与产科杂志》等杂志副主编		
学术成就	主要研究方向：妇科恶性肿瘤的发病机制、肿瘤化疗的耐药机制及纳米材料靶向治疗。上海市领军人物、上海市优秀学科带头人。先后承担国家自然基金、科技部国际合作项目、国家重点研发计划以及多项省部级以上课题，发表 SCI 论文60余篇。主编、参编国内外专著40余部。荣获国家科技进步二等奖、教育部科技进步二等奖、上海市科学技术进步奖一等奖和三等奖、上海医学奖二等奖等		
专业特长	在妇科肿瘤的诊治上具有丰富的临床经验及权威性，注重妇科恶性肿瘤的综合化、规范化和个体化治疗，率先在国内开展妇科肿瘤MDT诊疗模式；主持和参与国内外大量临床研究，制定多项妇产科领域临床规范及指南。同时在年轻肿瘤患者生育力保存方面积累了丰富的临床经验，率先在国内开展卵巢组织冻存的工作		

隋 龙

姓 名	隋 龙	职 称	教授、主任医师
科 室	宫颈科	现任职务	宫颈疾病诊疗中心主任、宫腔镜诊疗中心主任
工作单位	复旦大学附属妇产科医院		
出门诊时间	每周二黄浦院区,每周五上午杨浦院区		
参加的学术组织及任职	IFCPC(国际宫颈病理和阴道镜联盟)理事会理事 ISSVD(国际外阴阴道疾病研究学会)委员 中国阴道镜宫颈病理学会(CSCCP)副主任委员 中国医师学会妇产科医师分会宫颈疾病 - 细胞病理学院副主任委员兼阴道镜学组组长 上海市生物医学工程学会理事 上海市妇产科生物医学工程专业委员会主任委员 上海市激光学会理事 上海市激光医学妇产科专业委员会主任委员 上海市激光医学质控专家委员会委员 上海市妇产科学会委员、感染学组组长 中华医学会妇产科学分会感染协作组委员 中国性学会性医学专业委员会常务委员 上海市感染与化疗学会委员 中国优生科学学会 - 生殖道疾病临床诊治分会常务委员 全国卫生产业企业管理协会妇幼健康产业分会常务委员 国际妇科内镜学会(ISGE)成员 上海市妇产科学会内镜学组成员		
学术成就	近年来专注于女性下生殖道感染性疾病诊疗,尤其是在 HPV 感染引起的宫颈、阴道和外阴上皮内病变的临床和科研,积累了较为丰富的经验。近5年来,承担国家自然科学基金、卫生部、国家科技支撑计划以及上海市科委、上海市卫生局等科研项目8项,在国内外权威和核心期刊发表论文50篇。主编有:《宫颈癌筛查及临床处理》《良性子宫出血性疾病的治疗》《白带异常》。曾获得省部级科技进步奖和医疗成果奖各1项		
专业特长	专注于下生殖道包括宫颈、阴道、外阴、肛周 HPV 感染相关的上皮内病变的诊断和治疗;尤其是阴道镜、LEEP、激光、冷冻等技术研发与应用。擅长运用宫腔镜技术治疗宫腔各种疑难杂症,包括宫腔占位、粘连、生殖道畸形、异常子宫出血、剖宫产切口憩室、早期子宫内膜癌保留生育功能等各种困难宫腔镜手术		

（二）山东省

朱 琳

姓 名	朱 琳	职 称	主任医师
科 室	妇科	现任职务	妇科主任
工作单位	山东大学第二医院		
出门诊时间	周二上午、周四全天		
参加的学术组织及任职	卫生部妇科内镜四级技术培训基地主任 卫计委妇科内镜技术专家组成员 美国腔镜协会 AAGL 会员 中国医师协会妇产科分会专家委员会委员 中国医师协会微无创分会常务委员 中国医师协会内镜医师分会常务委员 中国及亚太地区微创妇科肿瘤协会第二届专家委员 山东省医学会妇科肿瘤学分会副主任委员 山东省抗癌协会妇科肿瘤分会理事及副主任委员 山东省医师协会盆底功能障碍分会副主任委员 山东省疼痛医学研究会妇产科专业委员会副主任委员 山东省微量元素科学研究会常务理事及副主任委员 山东省老年医学研究会专业委员会副主任委员		
学术成就	山东科技进步三等奖2项（第一位），山东省教育厅三等奖2项（第一位）。现承担山东省自然科学基金2项，省卫生厅科研项目1项，省科技厅鉴定1项（国际领先）。发表 SCI 论文8篇，国内核心期刊10余篇，主编、参编著作3部		
专业特长	妇科肿瘤、妇科腹腔镜技术		

陈 龙

姓　名	陈　龙	职　称	主任医师
科　室	妇科中心	现任职务	妇科中心主任
工作单位	青岛市市立医院		
出门诊时间	本部院区:每周一上午;东院区:周二上午		
参加的学术组织及任职	中华医学会妇产科分会妇科内镜学组委员 中国医师协会妇产科医师分会委员 山东省医学会妇科肿瘤分会副主任委员 青岛市医学会妇科肿瘤分会主任委员 《中国实用妇科与产科杂志》编委 《中国微创外科杂志》编委 《中国计划生育与妇产科杂志》编委 《中国妇产科临床杂志》编委		
学术成就	从事妇科肿瘤微创手术综合治疗工作30年,将妇科内镜系列手术、阴式系列手术、妇科介入治疗系列融入微创手术整体理念,通过近30年的临床实际工作应用取得满意的成绩,所带团队妇科手术微创治疗率达95%以上。近几年发表SCI、国家级期刊文章30多篇,科研成果多项		
专业特长	妇科肿瘤微创及综合治疗;内异症综合治疗;盆底疾病诊治;生殖内分泌疾病规范化个体化治疗		

赵淑萍

姓　名	赵淑萍	职　称	主任医师
科　室	妇科中心	现任职务	妇科中心主任
工作单位	青岛市妇女儿童医院		
出门诊时间	周一、周三、周四		
参加的学术 组织及任职	2014年11月,中国医师协会微无创协会委员 2015年02月,中国医师协会妇产科肿瘤分会委员 2015年03月,中华医学会计划生育分会委员 2016年04月,中国妇幼保健协会妇幼微创专业委员会委员 2017年11月,青岛医学会妇产科学分会主任委员		
学术成就	1. 主持或参加科研项目(课题)及人才计划项目情况 　　(1)青岛市民生科技计划项目,15 - 9 - 2 - 84 - nsh,SIRT1 及其 SUMO 化修饰在子宫内膜癌筛查、病情监测及肿瘤耐药中的研究, 2015/09 - 2017/09,20万元,已结题,主持 　　(2)山东省自然科学基金面上项目,ZR2015HM035,SUMO 化修饰对 SRT1 的调控及在子宫内膜癌发病机制中的作用,2015/07 - 2017/12,13万元,在研,主持 　　(3)山东省医药卫生发展计划项目,2014WSB26036,Th17/Treg 失衡在子宫内异症发生中的作用及 GnRHa 治疗对其功能的影响, 2014/01 - 2017/12,0.6万元,在研,参加 　　(4)青岛市科技发展计划,10 - 3 - 4 - 3 - 10 - jch,eIF - 4A 蛋白在宫颈癌发病机制中的作用及其与 HPV16、18 感染关系的研究, 2010/01 - 2012/12,4.0万元,已结题,主持 　　(5)青岛市科学技术局,09 - 1 - 1 - 21 - nsh,妇幼疾病的诊断与遗传病的防治 - 子宫肌瘤不同手术方式对生活质量的影响, 2009/01 - 2011/12,0.4万元,已结题,参加 　　(6)山东省自然科学基金面上项目,y2008c139,SYK 在子宫内膜癌中的表达及其靶向基因治疗,2009/01 - 2011/12,5万元,已结题, 主持 2. 代表性研究成果和学术奖励情况 　　(1)第一作者论文 　　1) Shuping Zhao, Jihong Deng, Yan Wang, Shiliang Bi, Xiaoye Wang, Wen Qin, Zirong Huang, Li Li, Xin Mi, Liping Han, Qing Chang, Jian Li. Experience and levels of satisfaction with the levonorgestrel -

学术成就	releasing intrauterine system in China：a prospective multicenter survey. Patient Prefer and Adherence，2014 Oct 23，8：1449 - 1455 2）Shuping Zhao，Dehua Ma，Hongying Dai，Fang Yuan，Zenyan Wang，Biologically inhibitory effects of VEGF siRNA on endometrial carcinoma cells. Arch Gynecol Obstet，2011 Dec，284（6）：1533 - 1541 3）Shuping Zhao，Guixia Sun，Parks W，Tony，Dehua Ma，Chengquan Zhao. Expression and methylation status of the Syk gene in cervical carcinoma. Arch Gynecol Obstet，2011 May，283（5）：1113 - 1119 （2）通讯作者论文 1）Lei Xu，Fan He，Hongcai Wang，Bei Gao，Huini Wu，Shuping Zhao. high plasma D - dimer level predicts poor prognosis in gynecological tumors in East Asia area：a systematic review and meta - analysis，oncotarget，2017，Vol 8，（MNo 31）51551 - 51558 2）Ying Xu，Lei Xu，Jianbin Zheng，Lei Geng，Shuping Zhao. MiR - 101 inhibits ovarian carcinogenesis by repressing the Expression of brain - derived neurotrophic factor. febs press，2017，7（9）：1258 - 1266 3）Li Zhang，Chuantao Yuan，Yunfei Wang，Shuping Zhao. Histone deacetylases 3（HDAC3）is highly expressed in cervical cancer and inhibited by siRNA. International Journal of Clinical and Experimental Pathology，2016，9（3）：3600 - 3605
专业特长	主要从事妇科肿瘤方面的研究,开展新辅助化疗及手术对宫颈癌等恶性肿瘤的综合治疗,开展腔镜下保留神经的宫颈癌根治术、卵巢癌腹腔热灌注化疗等,在妇科恶性肿瘤的诊断和个体化治疗中,更加注重晚期肿瘤患者生活质量的改善和年轻妇女生育功能的保留,能处理复杂的技术问题,率先开展子宫肌瘤、子宫腺肌瘤的保留部分内膜组织的宫体高位切除或 V 形切除后的成形术、单孔腹腔镜技术、第二代子宫内膜切除术、腹腔镜下阴道骶骨悬吊术等;对多囊卵巢综合征从基础理论研究到临床实践做出了卓有成效的工作,在治疗各种疑难不孕症方面也取得了显著的疗效。多次参加周边地区及院内疑难病历讨论和危重患者的抢救及治疗工作,对疑难病历的分析处理和危重患者的抢救积累了丰富的临床经验

侯建青

姓 名	侯建青	职 称	主任医师
科 室	妇产科	现任职务	妇产科主任
工作单位	烟台毓璜顶医院		
出门诊时间	周四上午		
参加的学术组织及任职	中华医学会妇产科专业委员会内镜学组委员 卫计委妇科内镜专家组成员 卫计委妇科四级内镜手术培训基地主任 海西妇产科专业委员会常务委员 中国医师协会妇科内镜医师分会常务委员 中国微无创外科学会委员 山东省妇科肿瘤专业委员会副主任委员 山东省抗癌协会妇科肿瘤学组副主任委员 山东省医师协会女性盆底功能障碍防治学会副主任委员 山东省妇幼保健学会妇科分会副主任委员 山东省老年学会妇科分会副主任委员 山东省妇产科联盟副主任委员		
学术成就	先后培养硕士研究生15人,国内外文献发表论文数十篇,承担省自然基金和烟台市计划科研项目多项,获省科技进步奖二、三等奖各1项		
专业特长	腹腔镜手术:卵巢癌、宫颈癌、子宫内膜癌及妇科良性肿瘤的微创治疗,晚期恶性肿瘤的综合治疗		

戴淑真

姓　名	戴淑真	职　称	主任医师、教授、博士生导师、终身医学专家
科　室	妇科	现任职务	妇科名誉主任
工作单位	青岛大学附属医院		
出门诊时间	周一、周三上午		
参加的学术组织及任职	中国医师协会委员 青岛市妇科医疗质量控制中心专家委员会名誉主任委员 曾任青岛大学医学院学报编委 青岛市干部保健专家 曾担任青岛大学医学院教研室主任,青岛大学附属医院妇产科主任,妇科主任 全国五省市妇产科学会委员 山东省医学会妇产科学会副主任委员 山东省妇产科医师协会副主任委员 山东省抗癌协会妇产科协会副主任委员 山东省医学会生殖学分会常务委员 青岛市医学会理事 青岛市医学会妇产科分会副主任委员 青岛市抗癌协会常务理事 青岛市第八次代表大会党代表 《中国实用妇科与产科杂志》《现代妇产科进展杂志》编委等		
学术成就	国内外核心期刊发表论著200余篇,著作2部,参编著作3部,获得省市科研成果奖10余项。荣获中国医师协会妇产科分会妇产科好医生－林巧稚杯奖等多个荣誉称号		
专业特长	妇科五大恶性肿瘤(宫颈癌、子宫内膜癌、卵巢癌、外阴癌及滋养细胞肿瘤)、子宫颈疾病及子宫内膜异位症的诊断和治疗,特别是对年轻早期癌症的患者保留生育功能的诊治颇有研究		

（三）江苏省

张玉泉

姓 名	张玉泉	职 称	教授、主任医师
科 室	妇产科	现任职务	妇产科主任
工作单位	南通大学附属医院		
出门诊时间	周一全天		
参加的学术组织及任职	世界华人医师协会妇产科分会常务委员 中国医师协会妇科分会委员 中国抗衰老促进会女性健康专业委员会委员 中国研究型医院学会妇产科学专业委员会委员 中国优生优育协会理事 郎景和院士工作站驻站专家 江苏省医学会妇产科分会主任委员 江苏省医院协会妇幼保健院分会委员会委员 江苏省医学会妇产科分会妇科肿瘤学组组长 江苏省医学会妇产科分会内分泌学组副组长 中华医学会南通分会妇产科专科学会主任委员		
学术成就	曾被评为南通医学院学术带头人、江苏省"135"工程重点人才培养对象。曾获得全国妇幼健康自然科技三等奖1项；江苏省卫生厅新技术引进一等奖3项、二等奖2项；江苏省妇幼保健新技术引进一等奖2项、二等奖1项；江苏省医学科技三等奖1项及南通市科技进步奖二、三等奖等多项奖项。发表论文（第一或通讯作者）100余篇（其中SCI收录论文15篇）		
专业特长	擅长妇科肿瘤、危重孕产妇等相关疾病的诊治		

程文俊

姓　名	程文俊	职　称	教授、主任医师
科　室	妇科	现任职务	科主任
工作单位	江苏省人民医院		
出门诊时间	周一上午、周二上午		
参加的学术组织及任职	江苏省医学会妇产科学分会主任委员 江苏省医师协会妇产科学分会主任委员 中华医学会妇产科学分会委员 中华医学会妇科肿瘤分会第四届委员会委员 中华医学会妇产科分会妇科内镜学组委员 中国医师协会妇产科学分会常务委员 中国医师协会内镜医师分会第三届委员会委员 中国医师协会内镜医师分会第一届妇科内镜专业委员会（学组）常务委员 首届中国研究型医院学会妇产科学专业委员会常务委员 世界华人妇产科医师协会常务委员 江苏省中西医结合学会妇产科学分会副主任委员 江苏省预防医学会妇女保健专业委员会常务委员 《中国妇产科临床杂志》中青年审稿专家 《中华妇产科杂志》通讯编委 《肿瘤》及《现代妇产科进展》编委 《医学研究生学报》特邀编委 《中华医学杂志英文版》及《南京医科大学学报（自然科学版）》审稿人		
学术成就	2012年所申报的"经腹腔镜系统性腹膜后淋巴结清扫术"，获得了江苏省妇幼保健新技术引进奖一等奖。2013年所申报的"妇科恶性肿瘤临床与基础研究"，获得了江苏省科学技术奖三等奖。2014年所申报的"经阴道子宫切口瘢痕妊娠病灶清除术"，获得了江苏省妇幼保健新技术引进奖二等奖，2015年所申报的"妇科肿瘤临床与基础研究"获得了全国妇幼健康科学技术奖二等奖。2016年"经腔镜外阴癌腹股沟淋巴结清扫术"，获江苏省妇幼保健新技术引进奖一等奖		
专业特长	擅长妇科恶性肿瘤的综合治疗，尤其是卵巢恶性肿瘤的手术、化疗及生物靶向治疗。腹腔镜下系统性腹主动脉旁及盆腔淋巴结清扫术、腹腔镜下宫颈癌根治术，腹腔镜下宫颈癌保留生育功能的广泛宫颈切除术，腹腔镜下子宫内膜癌及卵巢癌分期手术以及外阴癌腔镜下腹股沟淋巴结清扫术		

（四）安徽省

吴大保

姓 名	吴大保	职 称	主任医师
科 室	妇产科	现任职务	科主任
工作单位	安徽省立医院		
出门诊时间	每周四全天		
参加的学术组织及任职	国内学术任职： 省级兼职及荣誉： 安徽省第六批学术和技术带头人 安徽省首届江淮名医 安徽省医学会妇产科分会主任委员 安徽省微创医学会妇产科分会主任委员 安徽省妇科质量控制中心主任 安徽省医学会常务理事 安徽省妇幼保健协会常务理事 安徽省微创医学会常务理事 安徽省劳动能力鉴定委员会专家组成员 国家级兼职及荣誉： 中华医学会妇产科分会委员 中国医师协会妇产科医师分会委员 中国医师协会微无创专业委员会委员 卫生部妇科内镜专家组成员 中国国际医疗促进会妇产科分会常务委员 中国医师协会医院管理分会常务委员 中国优生优育协会妇科分会常务委员 中国预防医学会生殖健康分会常务委员 中国医疗教育协会妇科分会常务委员 中国妇幼保健协会生殖整形分会常务委员		
学术成就	二级主任医师,教授,硕士生导师,安徽省首届江淮名医,安徽省学术和技术带头人。在国内外刊物上发表论文共30余篇。共承担国家级及省级课题的项目共3项。累计科研经费共115万元。获得省级科技3等奖2项,2等奖1项。在妇科肿瘤领域有较深造诣,擅长宫颈癌、子宫内膜癌、卵巢癌和外阴癌手术,对女性盆脏器官脱垂、女性尿失禁以及生殖道畸形有深入研究,擅于巧克本领域疑难杂症。近年来与时俱进,将妇科内镜技术成功地应用于妇科手术,推动本省微创技术的进步。在本省率先开展年轻宫颈癌保留生育功能手术并首获成功,开展的晚期卵巢超根治省内领先,创新性地开展了微创路径盆腔器官脱垂手术并获省科技巧关课题支持		
专业特长	妇科肿瘤、微创技术、妇产科疑难杂症		

赵卫东

姓　名	赵卫东	职　称	主任医师
科　室	妇瘤科	现任职务	妇瘤科主任
工作单位	安徽省肿瘤医院		
出门诊时间	周三下午、周四上午		
参加的学术组织及任职	安徽省医学会妇科肿瘤分会主任委员 安徽医学会妇产科学会副主任委员 安徽省抗癌协会妇科肿瘤分会常务委员 中华医学会妇科肿瘤分会委员 中华预防医学会生殖健康分会常务委员 中国医师协会妇产科分会委员 中国医师协会微无创分会常务委员		
学术成就	1. 累计主持及参与省部级课题达10余项,发表文章50余篇,申请专利5项。目前毕业、在读研究生30余人 2. 课题　2016年,安徽省公益性研究联动计划项目(2016 - 2018:1604f0804010)主持;2017年,安徽省自然科学基金(2017 - 2019:1708085MH184)主持;2017年,聚乙二醇化重组人粒细胞刺激因子治疗肿瘤放化疗期间粒细胞减少症的多中心临床研究(2017 - 2019)参与;2017年,吴阶平医学基金会临床科研专项资助基金(2017/03 - 2019/03:320. 6750. 16227)参与 3. 文章　ΔNp63α attenuates tumor aggressiveness by suppressing miR - 205/ZEB1 - mediated epithelial - mesenchymal transition in cervical squamous cell carcinoma/2016/Tumor Biol/一作 + 通讯作者;Laparoscopic repair of obturator nerve transection during pelvic lymphadenectomy/2015/INT J GYNECOL OBSTET/共一,通讯作者;Snail family proteins in cervical squamous carcinoma:Expression and significance/2013/Clin Invest Med/一作		
专业特长	擅长妇科微创手术及妇科恶性肿瘤的综合治疗,专注于宫颈癌的防治、子宫肿瘤的微无创治疗及遗传性卵巢癌的研究。尤其擅长宫颈癌的微创根治手术(目前微创技术根治宫颈癌手术量及水平处于省内领先水平)、子宫内膜癌、卵巢癌、子宫肌瘤等妇科良恶性肿瘤手术经验		

颜士杰

姓　名	颜士杰	职　称	主任医师
科　室	妇产科	现任职务	妇产科副主任
工作单位	安徽医科大学第一附属医院		
出门诊时间	周二上午、周三上午、周四全天		
参加的学术 组织及任职	中国医师协会妇产科分会常务委员 世界华人妇产科医师协会委员 中国女医师协会妇产科专家委员会委员 中国研究型医院学会妇产科学专业委员会委员 中国老年医学学会妇产科分会委员 安徽省医师协会妇产科分会主任委员 中华医学会妇科肿瘤学分会安徽省副主任委员 中华医学会计划生育学分会安徽省副主任委员 安徽省抗癌协会临床细胞学专业委员会副主任委员 安徽省抗癌协会宫颈癌专业委员会副主任委员 安徽省妇产科微创学会委员		
学术成就	获安徽省科技进步二等奖(第一完成人)1项 主持科研课题多项 享受政府特殊津贴 获安徽省"江淮名医"称号		
专业特长	主要专业妇科肿瘤及普通妇科,女性盆底疾病及压力性尿失禁的微创治疗,对妇科疑难病的诊治有丰富的经验		

(五)江西省

黄欧平

姓　名	黄欧平	职　称	主任医师
科　室	妇科	现任职务	院长
工作单位	江西省妇幼保健院		
出门诊时间	不确定		
参加的学术组织及任职	中华医学会妇科肿瘤学分会常务委员 中华医学会和中国医师协会妇产科分会委员 国家卫计委妇科内镜微创技术推广专家委员会副主任委员 中国医师协会内镜医师分会妇科内镜、微创专业委员会常务委员 中国研究型医院学会妇产科分会常务委员 中华医学会妇产科学分会妇科盆底和内镜学组委员 江西省医学会第八届妇产科学分会主任委员 江西省医学会第八届妇产科学分会妇科内镜和盆底学组组长 中国抗癌协会理事和中国抗癌协会妇科肿瘤专业委员会委员 江西省抗癌协会名誉理事长、常务理事 江西省医学会第十五届理事会常务理事 江西省医师协会妇产科学分会第一届委员会主任委员 《实用癌症杂志》名誉主编 《江西医药》副主编 《中国肿瘤》编委 《实用中西医结合临床》编委 《中国实用妇科与产科杂志》常务编委及国家自然科学基金课题评审专家及中华医学论文奖评审专家		
学术成就	从事妇产科临床、教学、科研及保健工作30余年。创建了江西省妇产科微创介入诊疗中心、江西省微创外科领先学科、卫生部四级妇科内镜培训基地,组建并获批了江西省女性生殖健康重点实验室、江西省妇产科学研究所及江西省优势科技创新团队、国家博士后科研工作站、省级博士后创新实践基地和妇产疾病临床医学研究中心。培养硕士30余名,博士10名。近10年来主持、参与国家、省级课题51项,其中5项获省科技进步三等奖。发表妇产科学术论文60余篇,其中SCI收录17篇。主编和副主编《妇产科临床手册》和《妇产科常见病的防与治》等妇产科著作		
专业特长	妇科微创、妇科盆底重建		

（六）浙江省

仝进毅

姓 名	仝进毅	职 称	主任医师
科 室	妇产科	现任职务	科主任
工作单位	杭州市第一人民医院		
出门诊时间	周四全天		
参加的学术组织及任职	中国医师协会妇产科分会专业委员会委员 中国医师协会内镜分会妇科内镜学组委员 国际妇科内镜协会(ISGE)终身会员 中国–亚太微创妇科肿瘤协会委员 浙江省医学会妇科肿瘤分会常务委员 浙江省医师协会妇产科分会委员 浙江省医学会妇产科分会妇科内镜学组委员 浙江省医学会妇产科分会子宫内膜异位症协作组委员 杭州市医学会妇产科分会常务委员 杭州市医学会妇产科分会妇科内镜学组组长 杭州市医学会肿瘤学分会妇科肿瘤学组组长		
学术成就	硕士研究生导师,主持科研课题10余项,发表文章数十篇,SCI数篇		
专业特长	擅长妇科恶性肿瘤的综合治疗、异常阴道出血的诊治、慢性盆腔痛的综合治疗、盆底功能障碍及尿失禁的诊治、女性生殖器官畸形的诊治、子宫内膜异位症尤其是深部结节的诊治,熟练掌握晚期卵巢癌的肿瘤细胞减灭术及妇科微创各种高难度手术,尤其擅长妇科恶性肿瘤的腹腔镜手术治疗		

谢 幸

姓 名	谢 幸	职 称	教授、主任医师
科 室	妇瘤科	现任职务	无
工作单位	浙江大学医学院附属妇产科医院		
出门诊时间	周三上午		
参加的学术 组织及任职	中华医学会妇科肿瘤学分会候任主任委员 中华医学会妇产科学分会副主任委员		
学术成就	曾获国家科技进步奖二等奖、中华医学奖一等奖、教育部科技奖一等奖等		
专业特长	妇科肿瘤的诊断、手术和化疗		

（七）福建省

陈 捷

姓 名	陈 捷	职 称	主任医师
科 室	妇科	现任职务	党委副书记
工作单位	福建省人民医院（福建中医药大学附属人民医院）		
出门诊时间	周二上午		
参加的学术组织及任职	国家卫计委海峡两岸医药卫生交流协会海西妇产科专家委员会主任委员 中国医药教育协会常务理事兼妇科专业委员会副主任委员 中国医师协会整合医学分会整合盆底医学专业委员会主任委员 中国医师协会妇产科医师分会及内镜医师分会常务委员 中华医学会妇产科学分会妇科内镜学组委员 福建省中西医结合学会微创学分会主任委员 福建省医学会妇产科学分会内镜学组组长 《中国内镜杂志》《中国现代医学杂志》副主编 《实用妇产科杂志》《中国生育健康杂志》《中国妇产科临床杂志》编委		
学术成就	为福建中医药大学附属人民医院妇科学科带头人，博士研究生导师，不遗余力将妇科建设为目前在全省乃至全国都有影响力的专科。个人多次应邀赴欧美、省内外、港澳台进行学术交流、学术演讲及手术演示，深受同道的尊重和好评。曾两度应邀赴乌克兰访问，受到乌克兰副总理的接见，并在敖德萨国家医科大学妇科医疗中心做手术演示，是第一位中国医生在欧洲进行外科手术演示。2011获得恩德思医学科学技术奖（内镜微创名医奖），获福建省五一劳动奖，被授予"2015—2016年度福建省卫生计生有突出贡献中青年专家"荣誉称号。"全国卫生计生系统先进工作者"荣誉称号		
专业特长	从事妇产科临床、教学、科研工作30多年，微创手术范围涵盖所有妇科良恶性病变		

三、华中地区

（一）湖北省

王泽华

姓　名	王泽华	职　称	教授、主任医师
科　室	妇产科	现任职务	科主任
工作单位	华中科技大学同济医学院附属协和医院		
出门诊时间	周四上午		
参加的学术组织及任职	中国医师协会妇产科分会常务委员 中华医学会妇产科分会委员 中华医学会妇科肿瘤学分会委员 湖北省医学会妇科肿瘤分会主任委员 湖北省医学会妇产科分会副主任委员		
学术成就	卫生部临床重点专科学科带头人，卫生部四级妇科内镜培训基地负责人。先后主持国家自然基金面上项目5项，以第一作者/通讯作者发表学术论文300余篇，其中SCI论文70余篇。担任国内外多个权威杂志的编委，包括《中华妇产科杂志》《实用妇产科杂志》《J Huazhong Univ Sci Technolog Med Sci》（SCI，IF 0.7）编委，《Scientific Reports》（SCI，IF 5.078）编委。主编专著5部，近年获省级科技进步二等奖2项，培养博士、硕士、研究生100余名		
专业特长	擅长各类妇科肿瘤的诊断和综合治疗，尤其对腹腔镜手术治疗妇科肿瘤有丰富经验		

（二）湖南省

薛 敏

姓 名	薛 敏	职 称	教授
科 室	妇产科	现任职务	妇产科主任
工作单位	中南大学湘雅三医院		
出门诊时间	周一全天、周五上午		
参加的学术组织及任职	中国医师协会妇产科医师分会常务委员 湖南省医师协会妇产科医师分会会长 中国医师协会微无创专业委员会副主任委员 子宫肌瘤学组主任委员 湖南省医学会妇产科专业委员会副主任委员 中国医学装备协会智能装备技术分会常务委员 同心－共铸中国心妇产科专家委员会湖南省分会主席 国际微创与无创理事会理事		
学术成就	近年主持及参与国家级课题5项，主持省自然科学基金重点项目、科技计划重点项目2项，省厅级课题20余项及横向课题17项，国家专利17项；在国内外期刊发表论文170余篇，其中 SCI 论文40余篇；主编/副主编专著10部、参编11部；获省级科技进步奖及省医学科学技术奖6项		
专业特长	妇科肿瘤、妇科微无创治疗		

（三）河南省

纪 妹

姓　名	纪　妹	职　称	教授、硕导、主任医师
科　室	妇科	现任职务	妇科副主任
工作单位	郑州大学第一附属医院		
出门诊时间	周一、周四全天（河医院区），周三全天（郑东院区）		
参加的学术组织及任职	中国医师协会妇产科分会全国委员 中国医师协会微无创医学专业委员会常务委员 中国医师协会整合医学医师分会整合妇产医学专业委员会常务委员 中国医师协会整合医学医师分会整合盆底医学专业委员会常务委员 中国医师协会内镜医师分会妇科内镜专业委员会委员 河南医师协会妇科内镜医师分会会长 河南省妇科内镜质控组专家委员会委员 河南省微创外科专业委员会副主任委员、妇科内镜学组组长 河南省抗癌协会妇科肿瘤专业委员会副主任委员 河南省中西医结合妇产科分会副主任委员 河南省妇产科肿瘤分会常务委员 郑州大学第一附属医院国家卫计委四级内镜培训基地主任 《中国实用妇科与产科杂志》特邀编委		
学术成就	发表专业论文60余篇；主持科研成果8项，课题立项4项；国家专利4项；专著5部。曾获得"河南省劳动模范""郑州大学优秀教师"等多项荣誉称号，2011年国家科学技术奖励办公室授予"杰出青年医师奖"等		
专业特长	1999年，率先在河南省开展了妇科宫腔镜、腹腔镜及宫腹腔镜联合手术等微创技术诊治妇科疾病，在河南省开展单孔腹腔镜、腹腔镜腹股沟淋巴结清扫术、腹腔镜腹膜代阴道成形术等多项手术，填补了河南省多项妇科手术的空白，率先开展了华中地区第一例达·芬奇机器人手术。擅长各类妇科良恶性肿瘤的规范化治疗及盆底功能障碍性疾病的诊治，对子宫脱垂、阴道前后壁脱垂及尿失禁患者进行盆底功能重建。作为河南省唯一具有达·芬奇机器人手术资质的妇科医生，2016年个人机器人手术量居全国第三，其中四级手术比例达99%，恶性肿瘤比例达92%。多次在国内学术会议进行手术演示并对外进行手术实况转播。2016年，获"华山杯"机器人手术视频大赛第1名。现已熟练应用达·芬奇机器人完成宫颈癌根治术、外阴癌腹股沟淋巴结清扫术、子宫内膜癌及卵巢癌全面分期手术等妇科各类恶性肿瘤精准手术，此类手术的开展标志着河南省妇科手术已达国内先进水平		

四、华南地区

（一）广东省

王 刚

姓 名	王 刚	职 称	主任医师
科 室	妇产科	现任职务	院长助理、腹腔镜培训中心主任、妇产科主任、肿瘤妇科主任
工作单位	佛山市第一人民医院		
出门诊时间	周三全天		
参加的学术组织及任职	中国及亚太地区微创妇科肿瘤协会（CA－AMIGO）副主席 国家卫计委内镜与微创医学全国医师定期考核专家委员会常务委员 国家卫计委妇科内镜诊疗技术专家组成员 中国医师协会妇产科医师分会委员 中国医师协会整合医师分会整合妇产医学专业委员会（学组）常务委员 中国医师协会整合医师分会整合盆底医学专业委员会（学组）常务委员 中国医师协会内镜医师分会妇科内镜专业委员会（学组）委员 中国妇产科学院能量分院专家委员会委员 中国妇产科学院人文学院专家委员会委员 中国研究型医院学会妇产科专业委员会委员 中国医师协会微无创医学专业委员会委员 中国性学会性医学专业委员会生殖学组委员 全国卫生产业企管协会妇幼健康分会生殖外科与输卵管学组委员 广东省医学会微创外科学分会副主任委员,妇科学组组长 广东省医学会妇产科学分会常务委员 广东省医师协会妇产科医师分会常务委员 广东省抗癌协会妇科肿瘤专业委员会常务委员 广东省中西医结合学会妇科肿瘤专委会副主任委员 广东省医学会妇产科学分会内镜学组委员 广东省医院学会医院评审评价咨询委员会委员 佛山市医学会妇产科学分会主任委员 佛山市医学会妇幼外科学分会副主任委员 《中国实用妇科与产科杂志》常务编委 《中国微创外科杂志》常务编委 《中国计划生育和妇产科》编委 《中国内镜杂志》编委 《实用妇产科杂志》编委 《妇产与遗传(电子版)》编委		

续表

学术成就	主持或作为主要负责人参与包括国家自然科学基金、广东省自然科学基金、广东省科技厅和卫生厅基金、佛山市科委和卫生局等多项科研项目,在国内外专业杂志上发表论文50余篇,主编和参编专著10余部。曾获广东省科技进步三等奖1项,佛山市科技进步一、二等奖各1项
专业特长	主攻妇科肿瘤、妇科内镜、宫颈病变。尤其擅长妇科肿瘤诊治和妇科腔镜技术的应用,腹腔镜下宫颈癌根治术、子宫内膜癌分期手术、卵巢癌分期及肿瘤细胞减灭术、盆腔脏器脱垂的修复手术等在全国妇产科界享有较高知名度,多次受邀在国际、国内学术会议上做专题讲座及手术演示,为普及和提高国内妇科腹腔镜等微创技术而不懈努力

刘 萍

姓 名	刘 萍	职 称	教授、主任医师
科 室	妇产科	现任职务	无
工作单位	南方医科大学南方医院		
出门诊时间	每周三		
参加的学术组织及任职	中国医师协会微无创医学专业委员会常务委员 中华预防医学会生殖健康分会常务委员 中国医药教育协会妇科专业委员会常务委员 中国生物医学工程学会介入医学分会委员 全国妇产科介入治疗学组副组长 中国整形美容协会女性生殖整形与康复分会委员 中国医师协会盆底和盆腔疼痛学组副组长 广东省健康管理学会妇科专委会副主任委员 广东省医学会妇产科分会盆底学组副组长 广东省医师协会妇产科分会副主任委员 广东省整形美容协会女性生殖整复分会副主任委员 广东省医学会数字医学分会常务委员 广东省医师协会妇科内镜医师分会常务委员 广东省泌尿生殖协会盆底学分会常务委员 广东省泌尿生殖协会女性泌尿学分会委员 广东省医学会数字医学分会妇产科学组组长 广东省健康管理学会委员 广东省医师协会妇产科电生理医师分会委员 广州市医学会医疗事故技术鉴定专家库成员		
学术成就	主持或参与国家自然基金3项、广东省自然科学基金、广东省科技发展基金等科研课题9项，获广东省科技进步三等奖等多项成果奖。在国内外重要期刊发表论文100余篇，其中SCI收录12篇，主编、副主编妇产科专著2部，参编4部，出版《宫颈癌保留神经功能的根治性子宫切除术》《宫颈癌保留生育功能的根治性宫颈切除术》《宫颈癌经阴道根治性子宫切除术》《子宫肌瘤/子宫腺肌病动脉栓塞治疗》等DVD教学片6部。指导毕业硕士研究生4名，在读博士研究生5名、硕士研究生4名		
专业特长	妇科肿瘤的微创与综合治疗、妇产科数字解剖学及临床应用、女性盆底–妇科泌尿学治疗、不孕不育宫腹腔镜治疗		

张 颖

姓 名	张颖	职 称	主任医师
科 室	妇产科	现任职务	妇产科主任
工作单位	广东医科大学附属医院		
出门诊时间	周一、周五全天		
参加的学术组织及任职	中国医师协会妇产科医师分会委员 中国医师协会内镜医师分会妇科内镜专家委员会委员 广东省医师协会妇科内镜委员会副主任委员 广东省医师协会妇产科分会常务委员 广东省医学会妇产科分会常务委员 湛江市医学会主任委员		
学术成就	医学博士,美国 louisville 大学访问学者。现任广东医科大学妇产科及教研室主任,硕士生导师		
专业特长	擅长妇科内镜及肿瘤		

陈春林

姓 名	陈春林	职 称	教授、主任医师
科 室	妇科	现任职务	妇产科教研室主任、妇科主任
工作单位	南方医科大学南方医院		
出门诊时间	周三全天		
参加的学术组织及任职	国家级： 中国医师协会整合妇产科专业委员会副主任委员 中国医药教育协会妇科专业委员会副主任委员 中国妇幼保健协会妇幼微创专业委员会副主任委员 中国生物医学工程学会介入医学分会常务委员 全国妇产科介入治疗学组副组长 中华医学会数字医学分会常务委员 中国医师协会妇产科分会委员 中华医学会妇产科分会腔镜学组委员 中华医学会妇科肿瘤分会委员 中国医师协会内镜专业委员会委员 中国医师协会内镜专业委员会妇科分会常务委员 中国妇产科学院人文学院专家委员会委员 中国医师协会住院医师规范化培训妇产科专业委员会委员 省级： 广东省医学会数字医学分会主任委员 广东省医学会妇产科分会副主任委员 广东省医师协会妇科内镜专业委员会副会长 广东省健康协会妇产科分会副会长 广东省抗癌协会妇科分会副主任委员 广东省医学会微创外科学分会妇科学组副组长 广东省医学会妇科内镜诊疗技术培训与考核学术主席 广东省医师协会妇科内镜医师分会副主任委员 杂志任职： 《中国实用妇科与产科杂志》副主编 《妇产与遗传杂志（电子版）》常务副主编 《实用妇产科杂志》常务编委 《中华妇产科杂志》《现代妇产科杂志》《中国妇产科临床杂志》等杂志编委 人民卫生出版社全国五年制统编教材《妇产科学》第九版编委		

学术成就	主要业绩： 1. 1991年最早在国际上开展妇产科疾病的介入治疗,随后进行系统研究,形成系统的妇产科介入治疗体系,引领妇产科介入治疗前沿,居国内领先水平 2. 2006年在国际上最早开展妇产科数字医学研究,目前已形成系统的理论及应用体系,居国际领先水平 3. 2006年开展宫颈癌微创治疗系列技术研究及相关数字化三维解剖学研究,创建了宫颈癌微创系列品牌会议："十届宫颈癌微创治疗高峰论坛""七届腹腔镜宫颈癌保留神经及相关解剖高级研讨班""妇科精准解剖巡讲·中国行",宫颈癌微创治疗系列研究居国内领先水平 4. 2006年调入南方医科大学南方医院后,在学校领导、医院领导的领导下,带领妇科全体同仁,积极拓展新技术、新业务,与国际接轨。2010年带领南方医院妇科获得"国家临床重点专科",2012年妇科获得"国家四级妇科内镜培训基地",2012年组建"妇产与遗传(电子版)"杂志,2014年组建妇产科数字医学实验室,2016年中国医院影响力南方医科大学南方医院妇科专业排名第九 5. 2015年牵头开展"中国宫颈癌临床诊疗大数据调查",合作医院70家
专业特长	1. 宫颈癌等妇科恶性肿瘤的微创治疗 2. 子宫肌瘤、子宫腺肌病的微创治疗 3. 复杂疑难女性腹盆腔包块的诊断及综合治疗 4. 在国内率先开展妇产科介入治疗、宫颈癌保留神经和保留生育术式 5. 在国际上率先开展各种妇科疑难手术的数字化导航

罗喜平

姓　名	罗喜平	职　称	二级主任医师
科　室	妇科	现任职务	科主任
工作单位	广东省妇幼保健院		
出门诊时间	番禺:周二下午,周四上午;越秀:周三上午		
参加的学术组织及任职	中国妇幼保健协会妇科肿瘤防治专业委员会副主任委员 卫生部内镜与微创医学培训基地主任 中华预防医学会妇女保健分会妇女常见病防治学组委员兼副组长 中华预防医学会妇幼保健分会第五届委员会委员 中国医师协会妇产科医师分会第三届委员会委员 中国医师协会内镜医师分会第三届委员会委员 中国医师协会内镜医师分会第一届妇科内镜专业委员会(学组)常务委员 中国医师协会住院医师规范化培训妇产科专业委员会委员 广东省妇幼保健协会妇科专业委员会第一届委员会主任委员 广东省医学会妇产科学分会第十二届委员会副主任委员 广东省医师协会妇科内镜医师分会副主任医师 广东省医学会妇产科分会内镜学组副组长 广东省中西医结合学会微创外科专业委员会第一届委员会副主任委员 广东省医师协会妇产科医师分会第三届委员会常务委员 广东省医院协会临床科主任管理分会第一届委员会常务委员		
学术成就	1.课题 　　(1)宫颈细胞的DNA甲基化在宫颈癌筛查中对高危型HPV16、18感染者分流作用的研究,2017年广东省科技厅 　　(2)靶向性抗宫颈癌细胞免疫治疗技术开发及其产业化,2015年广东省科技厅,粤港联合创新 　　(3)miRNA与高级别宫颈上皮内瘤变及宫颈癌预后关系的临床研究,2015年市科技和信息化局 　　(4)诺舒阻控制子宫内膜切除系统治疗月经过多的临床应用和基础研究,2014年广东省科技厅 　　(5)microRNA靶位点SNPs在宫颈癌发生发展中作用的研究,2013年广东省自然科学基金 2.荣誉称号 　　(1)2009年"宫颈癌筛查和早诊早治网络管理研究"获得广东省		

学术成就	科技进步三等奖,排名第一 (2)2011年澳大利亚华人医学会中西医结合分会国际荣誉顾问,澳大利亚蓝绿丝带学者 (3)2013年"宫腔微创技术治疗月经过多规范化系列研究"获得广东省科技进步二等奖,排名第一 (4)2014年"宫腔微创技术治疗月经过多的规范化系列研究"获得第三届(2014年)广东省优生优育技术进步金域奖一等奖(第一) (5)2015年首届"羊城好医生" (6)2016年第二季度"广东好人" (7)2017年广东省五一劳动奖章 (8)中国医师协会2017年度住院医师规范化培训"优秀专业基地主任"荣誉称号 3. 论著 (1)《异位妊娠诊断与治疗》2016年,广东科技出版社,主编 (2)《妇幼保健指南针 – 妇科疾病篇》2014年,中国家庭医生杂志社,主编 (3)《妇产科危急重症救治》2011年,人民卫生出版社,排名第三 (4)《子宫肿瘤》2011年,人民军医出版社,排名第三 4. 专利 (1)腔镜保护套,ZL201420648401.3 (2)医用手术室手烘干机,ZL201420648428.2 (3)一种新型充气式阴道模具,ZL201020674787.7 (4)一体化简易单孔腹腔镜套管,ZL201020674788.1 (5)腹腔镜防堵塞冲洗吸引器,ZL200920052214.8 5. 文章 (1)Xiaoli Sun, Xiping Luo, Chunmei Zhao, Bo Zhang, Jun Tao, Zuyao Yang. The association between birth weight and exposure to fine particulate matter(PM2.5)and its chemical constituents during pregnancy:Ameta – analysis. Eironmental Pollution211(2016)38 – 47 (2)Li Li1, Xiping Luo Hui Mo, Jing Zhang and. Yongxian Zhou. The role of Heat Shock Protion 90B1 in Patients with Po;ycystic Ovary Syndrome. PLOS. april 5 2016 (3)Yong xiu Chen, Xiaochang Tan Yongli Ding, Bi Mai, Xiaowen Huang Guiying Hu and Xiping Luo. WWOX CNV – 67048 Functions as a Rick Factor for Epithelial Ovarion Cancer in Chinese Women by Negatively Interacting with Oral Contraceptive Use. BioMed Research International

学术成就	Volume 2016(2016),Article ID 4594039,7 (4)Xiaoli Sun,Xiping Luo,Chunmei Zhao,Rachel Wai Chung Ng,Chi Eung Danforn Lim,Bo Zhang,Tao Liu. The association between fine particulate matter exposure during pregnancy and preterm birth:a meta-analysis. BMC Pregnancy and Childbirth,2015,15:300 (5)Chi Eung Danforn Lim,Xiping Luo,Xinlin Zhan and Wu Shun Felix Wong. ACUPCOS:Acupuncture&PCOS - A Multi-Centres Randomised Controlled Trial. International Journal of Gynecological and Obstetrical Research,2014,Vol. 2,No. 1 (6)Chi Eung Danforn Lim,Xiping Luo,Xinlin Zhan,Wu Shun Felix Wong,Rachel Wai Chung Ng and Ke Xu. Chinese Ladies with PCOS:What do they worry about?International Journal of Gynecological and Obstetrical Research,2014,Vol. 2,No. 1 (7)Luo XP,Hong XS,et al. A single nucleotide polymorphism in EXO1 gene is associated with cervical cancer susceptibility in Chinese patients[J]. International Journal of Gynecological Cancer,2012,22(2):220-225 (8)Luo XP,Lim CED,et al. Hysteroscopic appearance of endometrial cavity after microwave endometrial ablation[J]. Journal of minimally invasive gynecology,2010,17(1):30-36 (9)Xiong XD,Zeng LQ,Xiong QY,Luo XP,et al. Association between the CDC6 G1321A polymorphism and the risk of cervical cancer[J]. International Journal of Gynecological Cancer,2010,20(5):856-861 (10)Luo XP,Lim CED,et al. Heterotopic pregnancy following in vitro fertilization and embryo transfer:12 cases report[J]. Archives of gynecology and obstetrics,2009,280(2):325-329 (11)Zeng L,Peng Z,Luo XP. Growth inhibitory effects of THY1 gene on epithelial ovarian cancer SKOV3 cells[J]. The Chinese-German Journal of Clinical Oncology,2009,8(8):476-480 (12)Wong VCK,Lim CED,Luo XP,et al. Current alternative and complementary therapies used in menopause[J]. Gynecological Endocrinology,2009,25(3):166-174 (13)Lim CED,Zhan XL,Luo XP,et al. Clinical Observation of Chinese Medicine Treatment on Secondary Dysmenorrhoea Associated with Endometriosis[J]. Australian Journal of Acupuncture and Chinese Medicine,2009,4(2):12

学术成就	（14）Yii MF,Lim CED,Luo XP,et al. Polycystic ovarian syndrome in adolescence[J]. Gynecological Endocrinology,2009,25(10):634－639 （15）罗喜平,布俏雯.宫颈癌ⅠB2期治疗策略[J].妇产与遗传（电子版）,2017.3(7),13－17 （16）孙小丽,罗喜平（通讯作者）.宫内合并宫角输卵管间质部妊娠的手术治疗[J].现代妇产科进展,2017,26(1)58－60 （17）孙小丽,罗喜平（通讯作者）.宫内外复合妊娠的诊治进展[J].中国实用妇科与产科杂志,2017,33(9):896－900 （18）布俏雯,孙小丽,罗喜平（通讯作者）.完全性葡萄胎与正常胎儿共存4例报告并文献复习[J].中国实用妇科与产科杂志,2017,33(9):955－958 （19）孙小丽,曾俐琴,赵春梅,罗喜平（通讯作者）.宫内合并宫角/输卵管间质部妊娠的手术治疗[J].现代妇产科进展,2016,Vol.26,No.1,62－63 （20）孙小丽,赵春梅,刘婷艳,李屹,何少仪,吴红波,罗喜平（通讯作者）.宫腔镜在诺舒阻抗控制子宫内膜去除术后并发症中的诊治价值（附9例报告）[J].中国微创外科杂志,2015,08(15):723－725 （21）孙小丽,赵春梅,刘婷艳,罗喜平（通讯作者）.诺舒子宫内膜去除术后阴道排液时间长2例宫腔镜检查分析[J].实用医学杂志,2015,10(31):1731 （22）李智敏,罗喜平（通讯作者）,曾俐琴,彭秀红,王意,王泽华.Has－miRNA27a和has－miRNA451通过调控MDR1/P—gp的表达和功能参与卵巢癌和乳腺癌细胞耐药[J].中国癌症杂志,2015,03(25):190－198 （23）毛婷,罗喜平,谭晓嫦等.PR基因H770H位点多态性与子宫内膜异位症易感性的关联研究[J].中华妇产科杂志,2015,50(3) （24）李屹,罗喜平（通讯作者）等.基于抗原表位分析的人乳头瘤病毒16L1壳蛋白基因克隆及表达纯化[J].现代妇产科进展,2015,24(7) （25）廖碧翎,罗喜平（通讯作者）等.阴道感染与宫颈高危HPV感染及宫颈病变的关系[J].广东医学,2015,36 （26）和秀魁,毛玲芝,罗喜平等.实时光电探测系统与人乳头瘤病毒检测在ASCUS病例中的诊断价值对比[J].中国妇幼卫生杂志,2015,5(6) （27）赵春梅,陈英,孙小丽,罗喜平（通讯作者）.NovaSure阻抗控制子宫内膜切除术治疗月经过多的效果及随访,广东医学,2014,

续表

学术成就	35(11):1746-1749 (28)高芬,罗喜平(通讯作者)等.MiRNA 靶位点单核苷酸多态性在肿瘤中的研究进展[J].中华临床医师杂志,2014,8(20) (29)欧燕兰,黄千峰,张秀,罗喜平(通讯作者)等.20612例妇科门诊患者人乳头状瘤病毒检测结果分析[J].国际医药卫生导报,2014,20(18):2878-2881 (30)李智敏,罗喜平(通讯作者),曾俐琴,陈伟芳,邓庆珊.宫腔镜在幼女异常阴道出血中的应用[J].中国妇幼卫生杂志,2015,04(6):70-71 (31)黎玉涵,孙小丽,罗喜平(通讯作者).血清微小 RNA 在恶性肿瘤临床应用中的研究进展[J].中华妇幼临床医学杂志(电子版),2015,01(11):95-98 (32)刘婷艳,孙小丽,李屹,武丽,罗喜平(通讯作者).剖宫产子宫瘢痕缺损的高危因素分析[J].中华临床医师杂志(电子版),2015,08(9):1465-1468 (33)刘婷艳,毛玲芝,孙小丽,李屹,罗喜平(通讯作者)等.不同HPV 基因亚型单纯性感染与宫颈病变的关系[J].中国生育健康杂志,2015,26(3):211-215 (34)喜平(通讯作者)等.XPC Lys939Gln 和 Ala499Val 基因多态与宫颈癌发生的关系[J].广东医学,2013,34(13):2032-2035 (35)喜平(通讯作者)等.CDK8在宫颈癌及宫颈上皮内瘤变中表达及意义的初步研究[J].实用妇产科杂志,2013,29(011):848-852 (36)喜平(通讯作者)等.诺舒阻抗控制系统治疗月经过多的临床研究[J].中华妇产科杂志,2013,48(001):55-57
专业特长	妇科恶性肿瘤、生殖道畸形、月经过多等微创治疗

姚书忠

姓　名	姚书忠	职　称	主任医师
科　室	妇产科	现任职务	妇产科副主任、妇科主任
工作单位	中山大学附属第一医院		
出门诊时间	周一全天		
参加的学术 组织及任职	中华医学会妇产科分会妇科内窥镜学组副组长 中国医师学会内镜医师分会妇科内镜医师专业委员会副主任委员 中国研究型医院学会妇产科分会副主任委员 中华医学会妇科肿瘤学分会委员 广东省医师学会妇科内镜医师分会主任委员 广东省健康管理学会妇产科专业委员会主任委员 广东省医学会妇产科分会副主任委员 广东省医师协会妇产科分会主任委员 广东省医学会妇科内窥镜学组组长 《中国妇科与产科杂志》常务编委 《中国微创外科杂志》编委 《实用妇产科杂志》编委 《腹腔镜外科杂志》编委 《现代妇产科进展杂志》编委 《中国妇产科临床杂志》编委		
学术成就	主持国家自然科学基金、广东省科委重点攻关基金、广东省自然科学基金、广州市科技计划项目等各级科研项目。共发表学术论文和专题讲座文章200多篇，发明姚氏举宫器，获国家实用性专利。其负责的"腹腔镜在妇科疾病诊治中的应用"研究课题，获得广东省科技进步二等奖		
专业特长	专注于妇科内镜手术治疗良、恶性妇科肿瘤，特别是对子宫恶性肿瘤及深部浸润型子宫内膜异位症的腹腔镜手术治疗有独特的经验，可开展腹腔镜下广泛子宫切除、盆腔及腹主动脉旁淋巴结清扫、肠道子宫内膜异位症切除及肠管吻合、泌尿系子宫内膜异位症病灶切除、输尿管端端吻合、输尿管膀胱种植等复杂手术。是国内率先开展腹腔镜子宫峡部环扎术治疗宫颈功能不全的专家之一		

黄 浩

姓 名	黄 浩	职 称	主任医师
科 室	妇产科	现任职务	首席专家、主任
工作单位	广东佛山南海区人民医院		
出门诊时间	周四下午		
参加的学术组织及任职	广东医科大学硕士生导师 《中国微创外科杂志》常务编委 中国医师协会妇科内镜专业委员会常务委员 中国医师协会妇产科分会内镜专家委员 广东省医师协会妇产科常务委员 广东省妇科内镜学组委员 广东省医学会微创外科学组妇科学组委员 中国及亚太地区微创妇科肿瘤协会（CA - AMIGO）专家委员 佛山市医学会妇产科学副主任委员 南海区医学会妇产科学主任委员		
学术成就	擅长妇科肿瘤诊治及微创手术		
专业特长	妇科肿瘤诊治、内镜手术		

（二）海南省

朱根海

姓　名	朱根海	职　称	主任医师
科　室	妇科	现任职务	科主任
工作单位	海南省人民医院		
出门诊时间	周二下午		
参加的学术组织及任职	中华医学会妇产科分会委员 中华医学会妇科肿瘤分会委员 中国医师协会妇产科分会常务委员 中国医师协会宫颈病变及细胞病理专业委员会常务委员 中国优生科学协会阴道镜和宫颈病理学分会（CSCCP）常务委员 中华医学会肿瘤学分会妇瘤组委员 海南省医学会妇产科专业委员会主任委员 海南省医师协会妇产科医师分会会长 海南省妇科质控中心主任		
学术成就	先后主持了包括国家自然科学基金课题在内的各级课题5项,2次参与了卫生部及十一五规划课题,获海南省科技进步奖二等奖1项。在海南省率先开展了多项新技术		
专业特长	擅长处理疑难的妇科疾病及难度较大的手术,尤其在妇科恶性肿瘤的诊治、盆底功能障碍性疾病的手术治疗及妇科腹腔镜手术有较深的造诣		

五、西南地区

（一）重庆市

周 琦

姓　名	周　琦	职　称	教授、主任医师
科　室	妇科肿瘤科	现任职务	首席专家
工作单位	重庆市肿瘤医院/肿瘤研究所		
出门诊时间	周一全天特需门诊、周三上午		
参加的学术组织及任职	中国肿瘤临床学会理事常务理事 中国抗癌协会常务理事 中国抗癌协会妇科肿瘤专委会主任委员 中国癌症基金会常务理事 中国临床肿瘤学会常务理事 中国医师协会肿瘤学分会常务委员 中华医学会妇科肿瘤专委会委员 吴阶平基金会肿瘤学分会副主任委员 中华医学会妇科肿瘤分会华西中心重庆分中心主任委员 中国老年和老年医学学会妇科分会副主任委员 中国优生科学协会阴道镜和宫颈病理学分会副主任委员 中国医疗保健国际交流促进会妇产科专业委员会副主任委员 中国优生优育协会阴道镜和宫颈病理协会副主任委员 中国国际医疗促进会妇产科分会副主任委员 重庆医师协会肿瘤分会主任委员 重庆市抗癌协会副理事长 重庆市抗癌协会妇科肿瘤专委会主任委员 重庆医学会妇产科分会副主任委员		
学术成就	享受国务院政府特殊津贴专家，二级教授，博士生导师，重庆市肿瘤学学术技术带头人，重庆市肿瘤首席专家工作室领衔专家，重庆市肿瘤转移与个体化诊治转化研究重点实验室主任，妇科肿瘤和宫颈癌首席专家，重庆市宫颈癌早诊早治专家组组长等职。先后主持承担多项国家及省部级科研，获省级和部局级科技进步奖二等奖、三等奖8项。《中国肿瘤临床》《癌症进展》等编委，《中华肿瘤防治》常务编委，《肿瘤预防与控制》副主编。公开发表学术论文130余篇		
专业特长	长期从事肿瘤临床与研究工作，熟悉肿瘤的诊断与治疗，擅长妇科恶性肿瘤的手术、化疗与放疗，对复发性、难治性妇科恶性肿瘤采用个体化综合治疗、挽救性手术提高疗效；妇科恶性肿瘤遗传咨询和卵巢癌早期诊断与预警，宫颈癌癌前病变干预和妇科肿瘤个体化诊疗方面有较高造诣		

胡丽娜

姓　名	胡丽娜	职　称	教授、博导、主任医师
科　室	妇产科	现任职务	教研室主任、科主任
工作单位	重庆医科大学附属第二医院		
出门诊时间	周二、周四上午		
参加的学术组织及任职	中国优生科学协会女性生殖专委会副主任委员 中国性学会性医学分会第六届委员会常务委员 中国抗衰老促进会女性健康专委会副主任委员 中华医学会妇产科学分会第十一届委员会委员 中国医师协会妇产科医师分会常务委员 中国医师协会生殖医学专业委员会第一届委员会常务委员 中国老年学和老年医学学会骨质疏松分会妇产科专业委员会常务委员 中国医师协会微无创医学专业委员会常务委员 中国优生科学协会常务理事 中国优生科学协会阴道镜和宫颈病理学分会常务委员 妇幼健康研究会生殖道感染专委会常务委员 中华药学会药物临床试验评价委员会委员 中国老年学学会骨质疏松分会第六届委员 中国医师协会内镜医师分会、世界内镜医师协会、国家卫生计生委内镜与微创医师定期考核专家委员会、无气腹腔镜医师专业委员会委员 中国整形美容协会女性生殖整复分会第一届常务理事 重庆市医学会妇产科学专业委员会主任委员 重庆市性学会副理事长 重庆市抗癌协会妇科肿瘤专委会副主任委员 重庆市医学会妇产科专委会妇科内分泌计划生育学组组长 《中国计划生育和妇产科杂志》常务编委 《临床超声医学杂志》常务编委 《实用妇产科杂志》常务编委 《中华妇产科杂志》编委 《现代妇产科进展》常务编委 《中国临床药理杂志》编委 《国外医学妇产科分册》编委 《国际妇产科学杂志》中文版编委 《国际妇科肿瘤杂志》中文版编委 《保健医学研究与实践杂志》编委		

学术成就	现任重庆医科大学附属第二医院妇产科主任及教研室主任,教授,主任医师,博士生导师。巴渝学者特聘教授,享受国务院政府特殊津贴。在中华医学会、中国医师协会、重庆市医学会等学术团体任职。主持国际合作、国家级、省级科研课题近30项,并荣获省部级成果奖4项;发表学术论文300余篇,其中 SCI 48篇(最高 IF 9.108);主编国家规划教材、专著9本,副主编3本,参编13本;获国家专利4项。培养硕士、博士近80名,博士后1名。先后带领四川大学华西第二医院妇产科和重庆医科大学附属第二医院妇产科,在学科建设和团队综合能力方面均处于西南地区领先地位
专业特长	从事妇产科临床、科研、教学、管理工作30余年,在妇科肿瘤学、生殖内分泌、临床药理学等方面有深入研究,具有坚实的基础理论知识和丰富的临床经验,对妇产科常见病、疑难病诊治有精湛技艺和独到的见地,擅长妇科肿瘤的诊治和妇科内分泌、不孕症等各种疑难病症的处理,娴熟普通妇科及妇科肿瘤手术,尤其在宫颈癌的发病机制研究中具有较深的学术造诣,优化了妇科肿瘤的多学科综合治疗方法,提高患者的治愈率和生存质量

梁志清

姓 名	梁志清	职 称	教授、主任医师
科 室	妇产科	现任职务	科主任
工作单位	第三军医大学西南医院		
出门诊时间	周一、周四上午,周二下午		
参加的学术组织及任职	中华医学会妇产科分会常务委员 中华医学会妇科肿瘤学分会常务委员 中华医学会妇科内镜学组会委员 中国 - 亚太妇科肿瘤微创治疗协会副理事长 中国人民解放军妇产科学会主任委员 中国医师协会重庆市妇产科分会会长 中华医学会重庆妇产科学会副主任委员 《中国实用妇科与产科》《实用妇产科杂志》杂志常务编委 《中华妇产科杂志》《中国临床妇科杂志》《中华妇幼卫生临床杂志》 《第三军医大学学报》等杂志编委		
学术成就	多次出席国际会议并专题发言,SCI 杂志发表文章50余篇,2010年获军队医疗成果一等奖1项(排名第一),2013年获得中华医学科技一等奖1项(排名第一),发表 SCI 论文50余篇,主编专著3部,参编专著7部		
专业特长	长期致力于妇科肿瘤微创治疗及发病的分子机制及应用研究,以及胎儿结构异常的宫内及围生期手术治疗研究,创建了基于"间隙解剖法"腹腔镜下系列精准手术操作技术体系,率先在国内开展了腹腔镜下子宫颈及体癌的根治性子宫切除术和盆、腹腔淋巴结切除术。完成了国内首例 EXIT 手术和双胎输血综合征的宫内激光凝固并获得成功		

（二）四川省

石 钢

姓 名	石钢	职 称	教授、主任医师
科 室	妇科	现任职务	卫生部四级妇科内镜手术培训基地主任、妇科副主任
工作单位	四川大学华西第二医院		
出门诊时间	周二、周三下午		
参加的学术组织及任职	中华医学会妇产科专业委员会委员 中国医师协会妇产科专业委员会委员 中国妇幼保健协会微创专业委员会委员 中华妇产科分会妇科内镜学组委员 中华医学会四川省妇产科专业委员会主任委员 四川省肿瘤学会理事 四川省抗癌协会第二届妇科肿瘤专委会副主任委员 四川省妇产科分会腔镜学组组长 成都妇产科专业委员会主任委员 《实用妇产科杂志》常务编委 《国际妇产科学》《现代妇产科进展》《肿瘤预防与治疗》编委		
学术成就	四川省突出贡献专家，四川省卫生厅学术带头人。30多年一直在妇科临床、科研和教学的第一线工作，多次参加国际学术交流并做专题演讲。在国内外专业杂志上发表学术论文60余篇，其中在SCI的C级期刊发表论文10余篇。主编及参与编写专业书籍9本。主持并参加省级和国家自然科学基金的科研工作多项。培养硕士研究生30余名		
专业特长	擅长妇科疑难疾病、肿瘤的诊断治疗；对妇科各种手术操作娴熟、技术精湛，尤其擅长妇科微创手术治疗妇科各类良恶性疾病，是四川省妇科微创手术的领军人物。30多年来已实施了几万例手术，积累了丰富的临床经验，深得患者的好评		

张国楠

姓 名	张国楠	职 称	教授、主任医师
科 室	妇科肿瘤	现任职务	主任
工作单位	四川省肿瘤医院		
出门诊时间	周一、周三上午		
参加的学术组织及任职	中华医学会妇产科分会常务委员 中国医师协会妇产科分会常务委员 中华医学会妇科肿瘤学分会委员 中国医药教育协会妇科专委会副主任委员 中国抗癌协会妇科肿瘤专委会常务委员 中国研究型医院协会妇产科专委会常务委员 中国临床肿瘤协作专委会(CSCO)执行委员 全国医师定期考核妇产科专业编辑委员会委员 吴阶平医学基金会肿瘤医学部执行常务委员 整合妇产医学专委会常务委员 四川省医学会妇产科分会第八届主任委员 四川省医师协会妇产科分会第三届会长 四川省抗癌协会妇科肿瘤专委会第二届主任委员 四川省医学会妇科肿瘤学组组长 《中华妇产科杂志》编委 《Sarcoma Research – International(USA)》编委 《中国实用妇科与产科杂志》副主编 《实用妇产科杂志》副主编 《现代妇产科进展》副主编 《中国妇产科临床》《国际妇产科学》《国际肿瘤学》《癌症》《肿瘤预防与治疗》《转化医学》《四川医学》等杂志编委、常务编委 CMJ 审稿专家		
学术成就	四川省学术与技术带头人(二级岗位专家),四川省有突出贡献的优秀专家,四川省卫计委首批领军人才,享受国务院政府特殊津贴。主要从事妇科肿瘤的应用基础研究与临床工作。擅长妇科肿瘤以手术为主的综合治疗。承担国家自然科研基金2项,多项国家、省部级科研项目。获部省市级科技进步奖6项,主编医学专著3部,副主编与参编13部。发表医学学术论文180余篇,SCI 收录14篇		
专业特长	妇科恶性肿瘤以微创手术为主的综合治疗,尤其擅长手术与化疗		

（三）贵州省

陆安伟

姓　名	陆安伟	职　称	主任医师
科　室	妇科	现任职务	科主任
工作单位	贵州省妇幼保健院		
出门诊时间	周三上午		
参加的学术 组织及任职	中华医学会妇产科学分会委员 妇科内镜学组委员 国家卫生与计生委妇科内镜微创技术推广专家委员会副主任委员 中国抗癌协会妇科肿瘤学分会委员 中国医师协会微无创分会常务委员 中国及亚太地区微创妇科肿瘤协会专家委员 贵州省妇科肿瘤学会副主任委员 贵州省妇产科学会副主任委员		
学术成就	致力于妇科微创手术治疗的开展及推广，开展了经阴广泛子宫切除术，腹腔镜保留神经的广泛子宫切除术，保留生育功能的广泛性宫颈切除术等手术。曾获得省级、市级科技奖多项		
专业特长	妇科肿瘤的临床治疗		

（四）云南省

冯 云

姓 名	冯 云	职 称	主任医师
科 室	生殖妇科	现任职务	科主任
工作单位	云南省第一人民医院		
出门诊时间	周二、周四上午		
参加的学术组织及任职	国家卫生计生委妇科内镜诊疗技术项目专家组成员 中华医学会妇产科分会内镜学组委员 中国医师协会妇科内镜医师专业委员会委员 世界华人妇产科医师协会常务委员 中国医师协会妇科微创专业委员会委员 国家妇幼健康研究会生殖内分泌学专业委员会委员 中国研究型医院协会妇产科学专业委员会委员 中国医疗保健国际交流促进会妇产科分会微创学组委员 中国医药教育协会妇科专委会宫颈病变分会委员 云南省医师协会计划生育分会主任委员,妇科分会副主任委员 云南省女医师协会妇科内镜分会主任委员 云南省医学会计划生育分会副主任委员		
学术成就	率先在省内开展宫腔镜手术和腹腔镜宫颈癌根治术,在基层推广宫腹腔镜手术,主持并完成多项省级重大及一般科研项目,在研项目10余项,先后荣获省市科技进步二、三等奖12项。多次到国内外学习交流。享受省政府特殊津贴。培养硕士研究生15名		
专业特长	从事妇产科工作30年,擅长不孕症、生殖器畸形、卵巢囊肿、子宫肌瘤、宫颈癌、子宫内膜癌等妇科良恶性疾病宫腔镜、腹腔镜的微创诊治,熟练宫腔镜、腹腔镜、阴式及开腹手术。对不孕症盆腔因素、盆腔脏器脱垂、先天性无阴道、子宫瘢痕妊娠、异常子宫出血等疾病有丰富的临床及手术经验		

六、西北地区

(一)陕西省

安瑞芳

姓 名	安瑞芳	职 称	教授、主任医师
科 室	妇产科	现任职务	科主任
工作单位	西安交通大学第一附属医院		
出门诊时间	专家门诊:周二上午、周四下午;特需门诊:周二下午		
参加的学术组织及任职	中国医师协会妇产科医师分会常务委员 中华预防医学会妇女保健分会常务委员 中国优生科学协会生殖道疾病诊治分会副主任委员 中国优生科学协会阴道镜与宫颈病理学分会(CSCCP)常务委员 中国妇幼保健协会妇女病专业委员会副主任委员 妇幼健康研究会生殖道感染专业委员会副主任委员 妇幼健康研究会宫颈癌防控研究专业委员会副主任委员 中国妇女保健协会妇幼微创专业委员会常务委员 中国医院管理协会妇产医院管理分会委员 中国性协会性医学专业委员会第四届常务委员及女性性医学学组副组长 中华妇产科学会女性生殖道感染协作组成员 中华预防医学会微生态分会妇产科学组成员 全国阴道微生态专家委员会委员 卫生部专科医师培养与准入制度研究课题"妇产科医师培训基地细则"的编写专家 中国"妇产科抗生素使用指南"的编写专家 中华医学会陕西妇产科分会第八届委员会副主任委员 陕西抗癌协会妇科肿瘤分会副主任委员 陕西省性学会阴道镜与宫颈病理学分会主任委员 陕西省性学会妇产科学分会副主任委员 陕西省性学会妇科肿瘤分会常务委员 陕西医学会妇产科分会生殖道感染学组组长 陕西省医疗事故鉴定委员会专家 西安交通大学医学部教育管理委员会委员 陕西省住院医师规范化培训专家指导委员会成员 中国妇产科感染网专家指导委员会委员(20160423)		

续表

参加的学术 组织及任职	陕西省健康科普专家库专家(20160426) 《中国妇幼健康研究》杂志执行主编 《实用妇产科杂志》《中国实用妇科与产科杂志》《国际妇产科杂志 (中国版)》《中国计划生育和妇产科杂志》编委 《现代肿瘤医学杂志》《西安交通大学学报(医学版)》《中国病毒病 杂志》等审稿专家
学术成就	1. 承担国家级、省、部级课题多项。任现职以来发表论文60余篇,16篇 SCI 收录(第一或通讯作者5篇),19篇 Medline 收录 2. 国家自然科学基金 - 面上项目　编号:81172489,名称:缺氧促进滋养细胞肿瘤侵袭转移的机制研究 - Notch1调控的上皮向间质转化,课题主持人 3. 国家自然科学基金 - 面上项目　编号:81671491,名称:Forskolin在绒毛膜癌滋养细胞合体化过程中对血管生成拟态现象的影响及机制研究,课题主持人 4. 陕西省科技二等奖　妊娠滋养细胞疾病的诊治及发病机制的研究,第一完成人 5. 2016年陕西省重大项目　[资源主导型产业关键技术(链)项目——社会发展领域],题目:乳酸杆菌制剂对细菌性阴道病和外阴阴道假丝酵母菌病的临床疗效及免疫调节机制的研究,课题主持人 6. 至2017年共招收博士、硕士研究生74名,其中博士15名;已顺利毕业52名,其中博士2人 7. 境外学习经历　2011年11月,西安交通大学医学部教务处委派赴台湾荣总医院等医疗单位短期参观学习。2013年03月,西安交通大学医学部全科医师学会委派赴台湾大学附属医院等医疗单位短期参观学习。2013年06~08月,赴美国俄勒冈州波特兰 Providence Gynecologic Oncology Program/Clinic, Providence Cancer Center, Providence Portland Medical Center, Compass Oncology Clinic, Oregon Health and Science University 研修学习
专业特长	现主要从事妇科肿瘤(特别是妊娠滋养细胞肿瘤)、女性生殖道感染性疾病、宫颈病变等的临床研究工作

薛 翔

姓 名	薛 翔	职 称	主任医师
科 室	妇产科	现任职务	妇产科及学系主任
工作单位	西安交通大学第二附属医院		
出门诊时间	周一下午、周三上午		
参加的学术组织及任职	中华医学会妇产科学会委员 中华医学会妇产科学会妇科腔镜学会委员 中国医师协会妇产科委员会常务委员 中国医师协会妇产科学会微创分会宫腔镜学组副组长 中华医学会陕西省妇产科分会副主任委员 中华医学会陕西省腔镜外科学会副主任委员 卫生部妇科腔镜专家委员会委员 中国优生科学协会生殖道疾病临床诊治分会副主任委员 卫生部妇科内镜考评委员会专家组成员及推广委员会副主任委员 中国妇幼协会微创分会宫腔镜学组副组长 卫生部第一批妇科腔镜4级手术培训基地主任 陕西省妇科临床研究中心主任 美国妇科腔镜委员会委员 《欧洲宫腔镜通讯》科学委员会委员 美国《微创妇科杂志(中文版)》常务编委 《实用妇产科杂志》编委 《中国计划生育和妇产科》杂志编委会委员		
学术成就	率先在西北地区开展妇科宫腔镜和腹腔镜手术,而且帮助西北地区许多大中型医院培训了妇科腔镜医生,至今妇科腔镜及妇科相关疾病手术上万例,在全国具有一定的影响。有着丰富的妇科肿瘤、生殖及其他妇科疾病及妇科腔镜手术的临床经验。尤其在腹腔镜下宫颈癌广泛性子宫切除及盆腔淋巴清扫术、腹腔镜下子宫内膜癌的治疗、腹腔镜下全子宫切除术、腹腔镜下子宫肌瘤剥除术、内膜异位症病灶剥除、盆底重建、腹腔镜下不孕症的治疗等手术。宫腔镜下子宫内膜疾病的处理,子宫肌瘤、中膈和宫腔粘连等的切除术,宫腔镜下不孕症治疗有着丰富的临床经验。在子宫内膜的相关基础研究和临床基础研究方面做了相关研究工作,并发表了许多文章		
专业特长	妇科肿瘤、妇科腔镜及相关子宫内膜的临床基础研究		

（二）新疆维吾尔自治区

丁 岩

姓 名	丁 岩	职 称	教授、主任医师
科 室	妇科中心	现任职务	中心主任
工作单位	新疆医科大学第一附属医院		
出门诊时间	周二上午、周四全天		
参加的学术组织及任职	中华医学会妇产科分会常务委员、绝经学组和感染学组委员 中国医师协会妇产科分会常务委员 新疆医学会妇产科专业主任委员 中国医师协会内镜医师分会及内镜专业技术全国考评委员会专家 中国性协会常务委员及妇产科学组副组长 中国优生学会妇科疾病治疗学会副主任委员 亚太地区子宫内膜异位症学组委员 中国老年医学会妇科专业名誉主任委员 第十五届中华预防医学会微生态分会委员 世界中医药学会联合会盆底医学专业委员会第一届理事会常务理事 中国医院协会妇产医院管理分会第三届委员会委员 《中华妇产科杂志》编委 《国际妇产科杂志》编委 《中国妇产科临床杂志》编委 《中国计划生育与妇产科杂志》编委 《新疆医科大学学报》常务编委 《新疆医学》常务编委 《CLIMACTERIC》更年期（中文版）编委		
学术成就	从事妇产科临床、教学、科研工作35年，2012年获国务院特贴专家、2012年中国共产党十八大党代表、自治区具有突出贡献专家、自治区重点学科带头人，自治区级教学名师；一附院名医，发表专著9部，近几年发表相关学术论文100余篇，其中SCI收录学术论文9篇。承担国家自然科学基金、自治区自然科学基金等研究课题多项。1997年成为妇产科学硕士研究生导师。2006年成为博士生导师；共带有硕士研究生88人，博士12名，其中78人已经毕业，均获得博士、硕士学位，并成为所在单位的技术骨干		
专业特长	从事妇产科临床、科研与教学工作35年，胜任各类妇科疾病的临床诊治，包括各类妇科手术、宫腹腔镜手术操作、妇科恶性肿瘤的根治性手术与规范性的诊断与放化疗选择、妇科内分泌紊乱疾病的正确诊治、妇科盆底障碍性疾病的诊断与治疗方案制订		

七、东北地区

(一)黑龙江省

郑建华

姓 名	郑建华	职 称	教授
科 室	妇产科	现任职务	哈尔滨医科大学干细胞生殖研究所副所长
工作单位	哈尔滨医科大学第一附属医院		
出门诊时间	每周二全天		
参加的学术组织及任职	中华医学会妇科肿瘤学会常务委员 中国医促会妇产科分会副主任委员 中国 CSCCP 学会常务委员 中国优生科学学会女性生殖道感染学会常务委员 中华医学会妇产科分会感染学组委员 中国医师学会妇产科分会委员		
学术成就	获省部级科技进步二等奖3项(项目主持) 发表 SCI 论文42篇,主编国家统编教材2部。参编本科生教材、研究生教材、八年制教材6部。主编专著3部,副主编2部,参编3部		
专业特长	妇科肿瘤手术(根治术、保留生育功能、整形术)、妇科腹腔镜、宫腔镜微创手术。妇科内分泌疾病的诊治		

（二）吉林省

崔满华

姓　名	崔满华	职　称	教授、主任医师
科　室	妇产科	现任职务	妇产科诊疗中心主任
工作单位	吉林大学第二医院		
出门诊时间	周四上午		
参加的学术组织及任职	吉林省妇产科学会主任委员 国际妇科内镜学会成员 中华医学会妇产科分会委员 中华医学会妇科肿瘤分会委员 中国医师协会妇产科分会常务委员 中国优生科学协会常务理事 中华医学科技奖及国家自然科学基金评审专家 吉林省医学会理事会常务理事 长春市妇产科学会主任委员 中国医师协会妇科内分泌专业培训委员会医师吉林省培训基地负责人 卫生部四级妇科内镜手术吉林大学第二医院培训基地负责人 《中国妇幼保健杂志》副主编，《中国实用妇科与产科杂志》《中国妇产科临床杂志》《中国现代医学杂志》《医学导报》《现代妇产科进展杂志》《国际妇产科学杂志》常务编委及《中华妇产科杂志》《中华全科医师杂志》《国际妇产科学杂志》等多部杂志编委		
学术成就	从事妇产科医教研工作近40年，共培养硕士研究生60余名，博士研究生20余名，博士后研究生6名。目前为吉林省妇产科学精品课程负责人。2012年，作为负责人制作的《女性：关注我们自身》被评为国家教育部精品视频公开课，并获2012年吉林省高校教育技术成果二等奖。科研工作中，始终以临床需要作为研究的主要内容，特别是对妇科恶性肿瘤的早期诊断和治疗的系列研究，获得了良好的成果，受到了国内外同行的一致好评。近5年来，获得国家自然科学基金3项、多项国际合作研究以及省部级研究课题的资助，并获省部级科技成果奖、教育厅教学成果以及吉林大学医疗成果奖多项，发表学术论文100余篇，SCI收录20余篇，主编著作7部，参编著作多部		
专业特长	擅长妇科肿瘤的早期诊断及以手术为主的综合治疗、微创手术治疗、妇科内分泌疾病的诊治、盆底功能障碍性疾病的治疗、妇产科疑难病症的诊治以及危重患者的救治		

(三)辽宁省

王丹波

姓 名	王丹波	职 称	二级教授
科 室	妇科	现任职务	所长、副院长、妇科教研室主任
工作单位	辽宁省肿瘤研究所、辽宁省肿瘤医院		
出门诊时间	周一上午		
参加的学术组织及任职	中华医学会妇科肿瘤学分会委员 中国抗癌协会妇科肿瘤委员会常务委员 中国研究型医院学会妇产科学专业委员会常务委员 中国医师协会妇产科分会委员 中国医师协会内镜医师分会委员 中国医师协会妇产科分会妇科肿瘤专委会委员 中国医师协会妇产科分会子宫内膜异位症专委会委员 中国临床肿瘤学会妇科肿瘤专委会委员 辽宁省医学会第七届理事会理事 辽宁省医学会妇科肿瘤学分会主任委员 辽宁省肿瘤规范化诊疗质量控制中心执行主任 辽宁省癌痛规范化治疗专家组组长 辽宁省医学会妇产科分会副主任委员 沈阳医学会妇产科分会主任委员 《中国实用妇科与产科杂志》副主编		
学术成就	享受国务院政府特殊津贴;国家卫生计划生育委员会突出贡献中青年专家;沈阳市第三届创新型领军人才;沈阳市第七届优秀专家;辽宁省优秀科技工作者;辽宁省百千万人才工程之百层次人才。以第一负责人获得辽宁省科技进步奖二等奖1项、三等奖1项;辽宁医学科技奖二等奖1项;沈阳市科技进步奖一等奖1项、二等奖1项。承担国家自然科学基金4项、国家重点研发计划子课题1项、其他省部级课题6项。发表论文100余篇,其中SCI论文25篇		
专业特长	以妇科疾病诊治为专业方向,在妇科恶性肿瘤及子宫内膜异位症诊治方面具有专业特长,在开腹、腹腔镜手术技术娴熟掌握基础上,尤其在阴式手术方面具有技术优势,达国内领先水平		

史玉林

姓　名	史玉林	职　称	主任医师
科　室	妇科	现任职务	妇科病房主任
工作单位	沈阳市妇婴医院		
出门诊时间	常规工作日		
参加的学术组织及任职	中国医师协会内镜医师分会第三届委员会常务委员 中国医师协会内镜医师分会第一届妇科内镜专业委员会副主任委员 中国老年医学学会妇科分会第一届委员会常务委员 中国医师协会微无创医学专业委员会第一届常务委员 中华医学会妇产科分会妇科内镜学组委员 中国优生科学协会生殖道疾病诊治分会委员 中国妇产科学院能量分院专家委员会委员 全国卫生产业企业管理协会妇幼健康产业分会生殖外科与输卵管学组委员 辽宁省细胞生物学学会妇产科分会主任委员 辽宁省医学会微创妇科分会第一届委员会副主任委员 辽宁省抗癌协会妇科肿瘤分会副主任委员 《中国实用妇科与产科》杂志编委 《中国微创外科杂志》通讯编委等职务		
学术成就	从事妇科内镜工作近30年,具有丰富的临床经验,擅长妇科肿瘤及盆底疾病的诊治以及妇科内镜手术技术的临床应用和研究。发表学术论文40余篇,获得省、市科技进步奖11项,专利3项		
专业特长	1.妇科良恶性肿瘤及盆底功能障碍性疾病的腹腔镜及经阴道手术治疗 2.不孕的微创治疗 3.生殖道畸形的修复手术		

张淑兰

姓 名	张淑兰	职 称	二级教授
科 室	妇产科	现任职务	第二妇科病房主任
工作单位	中国医科大学盛京医院		
出门诊时间	周二全天、周四上午		
参加的学术组织及任职	中国医师协会妇产科分会副会长 中华医学会妇产科分会常务委员 中华医学会妇产科分会绝经学组副组长 中国优生科学协会第一届阴道镜和宫颈病变病理学分会及生殖道疾病诊治分会副主任委员 辽宁省医师协会妇产科医师分会首届会长 《中国实用妇科与产科杂志》主编		
学术成就	国务院特殊津贴获得者,卫生部有突出贡献中青年专家,辽宁省优秀专家		
专业特长	主要研究方向为妇科恶性肿瘤的基础与临床研究		